Horizonte der Psychiatrie und Psychotherapie – Karl Jaspers-Bibliothek

Herausgegeben von Matthias Bormuth, Andreas Heinz und Markus Jäger

Übersicht über die bereits erschienen Bände:

- Jäger, Markus
  »Konzepte der Pschopathologie. Von Karl Jaspers zu den Ansätzen des 21. Jahrhunderts«
  (978-3-17-029780-7)
- Heinz, Andreas
  »Psychische Gesundheit. Begriff und Konzepte«
  (978-3-17-029936-8)
- Wedler, Hans
  »Suizid kontrovers. Wahrnehmungen in Medizin und Gesellschaft«
  (978-3-17-031046-9)

In Vorbereitung:

- Helmchen, Hanfried
  »Das Janusgesicht der Psychiatrie«
  (978-3-17-032293-6)

Hans Wedler

Suizid kontrovers

Wahrnehmungen in Medizin
und Gesellschaft

Verlag W. Kohlhammer

Dieses Werk einschließlich aller seiner Teile ist urheberrechtlich geschützt. Jede Verwendung außerhalb der engen Grenzen des Urheberrechts ist ohne Zustimmung des Verlags unzulässig und strafbar. Das gilt insbesondere für Vervielfältigungen, Übersetzungen, Mikroverfilmungen und für die Einspeicherung und Verarbeitung in elektronischen Systemen.

Die Wiedergabe von Warenbezeichnungen, Handelsnamen und sonstigen Kennzeichen in diesem Buch berechtigt nicht zu der Annahme, dass diese von jedermann frei benutzt werden dürfen. Vielmehr kann es sich auch dann um eingetragene Warenzeichen oder sonstige geschützte Kennzeichen handeln, wenn sie nicht eigens als solche gekennzeichnet sind.

1. Auflage 2017

Alle Rechte vorbehalten
© W. Kohlhammer GmbH, Stuttgart
Gesamtherstellung: W. Kohlhammer GmbH, Stuttgart

Print:
ISBN 978-3-17-031046-9

E-Book-Formate:
pdf: ISBN 978-3-17-031047-6
epub: ISBN 978-3-17-031048-3
mobi: ISBN 978-3-17-031049-0

Für den Inhalt abgedruckter oder verlinkter Websites ist ausschließlich der jeweilige Betreiber verantwortlich. Die W. Kohlhammer GmbH hat keinen Einfluss auf die verknüpften Seiten und übernimmt hierfür keinerlei Haftung.

Vorwort zur Reihe

Psychiatrie und Psychotherapie nehmen im Kanon der medizinischen Fächer eine besondere Stellung ein, sind sie doch gleichermaßen auf natur- wie kulturwissenschaftliche Methoden und Konzepte angewiesen. Bereits vor hundert Jahren wies der Arzt und Philosoph Karl Jaspers darauf hin, dass man sich im psychopathologischen Zugang zum Menschen nicht auf eine einzige umfassende Theorie stützen könne. So warnte er entsprechend vor einseitigen Perspektiven einer Hirn- bzw. Psychomythologie. Viel mehr forderte Jaspers dazu auf, die verschiedenen möglichen Zugangswege begrifflich scharf zu fassen und einer kritischen Reflexion zu unterziehen. Diese Mahnung zur kritischen Pluralität gilt heute ebenso, werden sowohl auf neurobiologischem als auch auf psychotherapeutischem bzw. sozialpsychiatrischem Gebiet nicht selten dogmatische Positionen vertreten, ohne dass andere Sichtweisen in der wissenschaftlichen Auseinandersetzung ausreichend berücksichtigt würden.

Die Reihe »Horizonte der Psychiatrie und Psychotherapie – Karl Jaspers-Bibliothek« möchte die vielfältigen Zugangswege zum psychisch kranken Menschen in knappen Überblicken prägnant darstellen und die aktuelle Bedeutung der verschiedenen Ansätze für das psychiatrisch-psychotherapeutische Denken und Handeln aufzeigen. Dabei können viele Probleme im diagnostischen und therapeutischen Umgang mit den Menschen nur vor dem Hintergrund der zugrundeliegenden historischen Konzepte verstanden werden. Die »Karl Jaspers-Bibliothek« möchte den Leser dazu anregen, in solch pluralistischer und historisch weiter Horizontbildung den drängenden Fragen in Psychiatrie und Psychotherapie nachzugehen, wie sie die einzelnen Bandautoren entfalten werden. Ziel der Reihe ist hierbei auch, ein tieferes Bewusstsein für die begrifflichen Grundlagen unseres Wissens vom psychisch kranken Menschen zu entwickeln.

Oldenburg/Berlin/Günzburg
Matthias Bormuth, Andreas Heinz, Markus Jäger

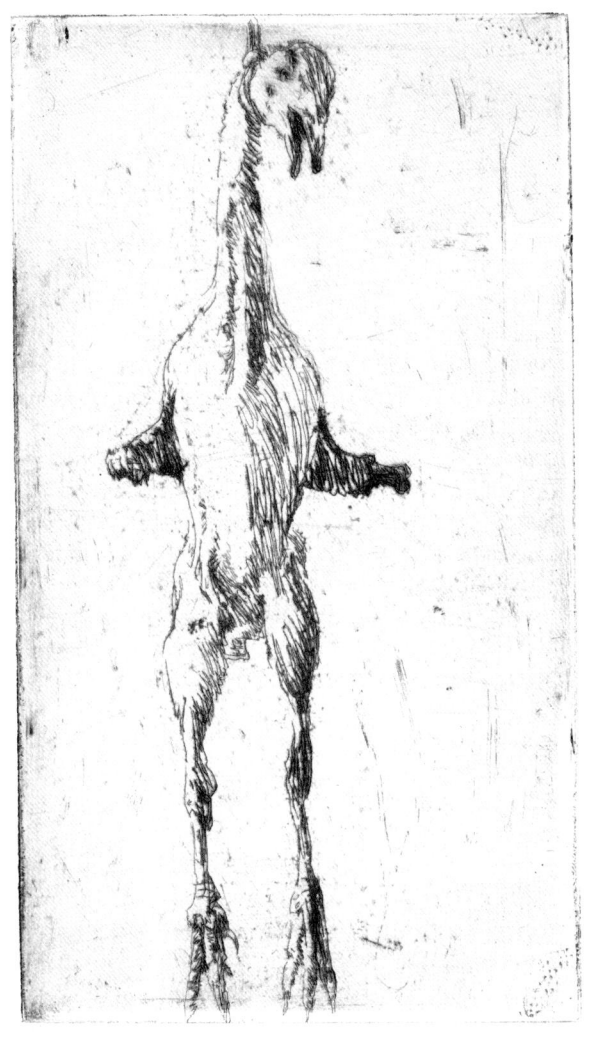

Radierung *Selbstmörder* von Hans Fuglsang
Kunsthalle zu Kiel, Graphische Sammlung, Foto: Sönke Ehlert

Inhalt

Vorwort zur Reihe 5

Eine persönliche Vorbemerkung 9

1 Suizid – eine humane Option? 11
   1.1 Gesellschaftliche Wahrnehmungen des Suizids 11
   1.2 Suizid – eine Krankheit? 16
   1.3 Alterssuizid 20
   1.4 Suizidalität bei Entwurzelten 23
   1.5 Bemühungen um ein Verstehen 26
   1.6 Epilog 29

2 Zur Befindlichkeit suizidgefährdeter Menschen 30
   2.1 Wahrnehmungen der Betroffenen 30
   2.2 Wahrnehmungen der anderen 31
   2.3 Suizidale Befindlichkeiten bei Nick Hornby 33
   2.4 Realität und Wahrnehmung im therapeutischen Setting 36
   2.5 Was wissen wir wirklich über die Befindlichkeit derer, die sich über ihre eigene Suizidalität geäußert haben? 42

3 Gehört der Suizid zum Leben? 49
   3.1 Eine der Menschheit spezifische Option 49
   3.2 Allgegenwärtigkeit suizidaler Gedanken 52
   3.3 Suizidalität in Literatur und Kunst 54
   3.4 Suizid in den Medien 69
   3.5 Suizid und Autonomie 73
   3.6 Soziale Bezogenheit 76
   3.7 Die Angst vor dem Tod 79
   3.8 Suizid als Hinterpforte im Leben 81

4 Suizidassistenz als eine Form der Sterbehilfe? 83
   4.1 Annäherung an ein schwieriges Thema 83
   4.2 Sprachliche und faktische Verwirrungen 88
   4.3 Spuren in der Vergangenheit 92
   4.4 Hintergründe der gegenwärtigen Aktualisierung 93
   4.5 Die internationale Entwicklung 96

	4.6	Die Diskussion in Deutschland	103
	4.7	Argumente	104
	4.8	Befangenheiten	116
5	**Ist der Suizid ein gangbarer Weg zur Lebensbeendigung?**		**119**
	5.1	Sichtweisen	119
	5.2	Was ist Scheitern?	124
	5.3	Suizidprävention als gesellschaftlicher Auftrag	129

Dank 137

Literatur 138

Sachregister 143

Namensregister 146

Eine persönliche Vorbemerkung

Meine allererste Arbeitsstelle, direkt im Anschluss an das Medizinstudium, befand sich in der chirurgischen Abteilung eines kleinen Krankenhauses im Schwarzwald. Die Assistenzarztstellen dort waren fast ausschließlich von Kollegen aus dem arabischen Raum besetzt. Sie interessierten sich vor allem für die technische Seite des Operierens, weniger für die behandelten Patienten, zumal mangelhafte Sprachkenntnisse nur ein geringes Maß an entsprechender Kommunikation zuließen. So blieb die Patientenversorgung auf den Stationen weitgehend den Anfängern überlassen, den deutschen Medizinalassistenten, wie sie damals noch genannt wurden.

Auf der mir zugewiesenen Station wurden nicht nur chirurgische Fälle aufgenommen, sondern auch viele Patienten aus dem Umland mit allerlei unklaren Beschwerden und Wehwehchen. Manchmal lag auch eine Vergiftung vor.

Ein junges Mädchen, kaum achtzehn Jahre alt, hatte aus Liebeskummer die Hausapotheke geleert. Als sie schließlich aus der Tablettenvergiftung wieder erwachte und sich langsam erholte, sah ich es als meine Aufgabe, mich zu ihr ans Bett zu setzen und mit ihr zu sprechen. Es wurde ein langes abendliches Gespräch. Sie war dankbar, dass jemand ihrem Kummer zuhörte, und schüttete ihr Herz aus.

Das blieb nicht ohne Folgen – für mich. Die auf der Station tätigen Krankenschwestern waren sämtlich strenggläubige Diakonissen. Ein Suizidversuch war in ihren Augen eine unverzeihliche Sünde. Sie stellten dieser Patientin zwar das Essen hin, sprachen mit ihr jedoch kein einziges Wort, würdigten sie keines freundlichen Blickes. Fortan sprachen sie, da ich einer Gottlosen mein Ohr geliehen hatte, auch mit mir nicht mehr. Die Anweisungen für die tägliche Versorgung der Patienten auf der Station holte sich die Stationsleiterin fürderhin direkt vom alten, gutmütigen Chefarzt. Mich überging sie mit verachtungsvollem Schweigen. Glücklicherweise endete meine Zeit in diesem Krankenhaus ohnehin nur kurze Zeit später.

Das Gespräch mit der jungen Suizidpatientin war meine erste Krisenintervention, eine Bezeichnung, die es damals, vor mehr als fünfzig Jahren, noch gar nicht gab. Ich hatte keine Ahnung, wie man das macht, worauf es dabei ankommt. Es war wohl nicht ganz falsch, mich einfach von meiner Intuition leiten zu lassen. Die Ereignisse aber um dieses Gespräch herum, die Ausgrenzung und Bestrafung der jungen Frau, veranlassten mich, etwas mehr über den Suizid nachzudenken, dieses dem Menschen eigene Phänomen, das ich bis dahin kaum beachtet hatte, über das mir im Studium so gut wie nichts beigebracht worden war.

Man muss den, der den Suizid wählt, nicht bewundern. Aber man sollte ihn auch nicht verteufeln. Viel wäre schon erreicht, wenn alle Menschen den Suizid ohne allzu große Scheu als eine humane Option zur Kenntnis nähmen. Als ein Scheitern in verzweifelter Lage, für die es doch immer auch andere Lösungen gibt. Als ein Aufbegehren gegen ein so nicht Gewolltes, das bei entsprechender Wahrnehmung durch andere eine Änderung zum Besseren durchaus bewirken kann. Als einen Hilfeschrei, der erhört werden will. Als ein Lebensende, das manchmal als ein gangbarer Weg gewählt wird, in den meisten Fällen aber so keineswegs sein muss.

1 Suizid – eine humane Option?

1.1 Gesellschaftliche Wahrnehmungen des Suizids

In die Notaufnahme der Klinik wurde von hektisch rennenden Sanitätern ein junger Mann gebracht. Allerdings: Er war bereits tot. Blausäure habe er geschluckt, nach einem heftigen Streit mit dem Vater. Zu spät hätten sie, die Eltern, es bemerkt, nachdem der Sohn sich zu Hause in seinem Heiligtum, einem kleinen Labor, eingeschlossen hatte, ein Fanatiker der Chemie seit frühesten Gymnasialjahren. Ob denn gar nichts mehr zu retten sei.

Es dauerte, das zu begreifen. Doch dann gab es in aller Erschütterung zwischen den Tränen noch eine Frage: Ob man denn nicht einen »natürlichen Tod« bescheinigen könne, möglicherweise ein Herz- oder Atemversagen. Denn schließlich sei der Sohn – durch die Wirkung der Blausäure – ja quasi innerlich erstickt. Nur um Aufruhr und Gerede zu vermeiden. Dem Arzt hier im Krankenhaus, der den Verstorbenen bislang gar nicht gekannt habe, könne es letztlich egal sein. Die Verwandtschaft, die Nachbarn, sie alle sollten doch ein gutes Andenken bewahren.

Der Schock nach dem plötzlichen Verlust eines innig geliebten Menschen ist so groß, dass der Schmerz dahinter noch gar nicht richtig spürbar wird. Die bittere Einsicht, dass der Mensch sein eigenes Leben nahezu jederzeit beenden kann, ist da noch nicht wirklich greifbar. Man möchte den Tod nicht wahrhaben und schon gar nicht den Suizid. Ein Tod lässt sich nicht ungeschehen machen. Aber ein Suizid? Zumindest auf dem Papier?

Wohl schon immer haben Menschen sich schwer getan mit dieser tragischen Kehrseite eines Potenzials, auf dem zugleich ihre dominante Stellung in der Welt beruht: die Fähigkeit zur freien Willensentscheidung. Wie soll man mit der damit verbundenen Möglichkeit der Selbstzerstörung umgehen? Was kann die Gemeinschaft tun, um ihre Mitglieder nicht auf diese Weise zu verlieren, sie vor dem Zugriff des »Grausamen Gottes« (Alvarez 1974) zu schützen, sich selber zu schützen vor den fast immer damit verbundenen destruktiven Folgen?

So ist es keineswegs überraschend, dass es stets Bestrebungen gab, den Suizid zu leugnen, zu verdammen, ihn mit aller Strenge zu bestrafen – in der Hoffnung, ihn als humane Option ein für alle Male zu tilgen. Eine Option, die umgekehrt bisweilen als die einzig würdige Form der Lebensbeendigung gepriesen, geradezu glorifiziert wurde – seit dem Altertum bis heute.

Die Schwierigkeiten der Wahrnehmung des Suizids als Realität im Dasein der Menschen spiegeln sich in praktisch allen Bereichen des gesellschaftlichen

Lebens: in der Philosophie, den Religionen, der Medizin, den Rechtswissenschaften, selbst in der nüchternen Statistik. Albert Camus (2000) bezeichnete in seiner berühmten Schrift *Der Mythos des Sisyphos* den Suizid sogar als das einzige wirklich ernst zu nehmende philosophische Problem. Eine global umfassende Information über dessen ethische Wertung zu allen Zeiten, in allen Kulturen, in allen Teilen der Welt wurde erst kürzlich von der amerikanischen Philosophin und Medizinethikerin Margaret Pabst Battin (2015) als Buch und zugleich als ein auch online zugängliches Archiv (http://ethicsofsuicide.lib.utah.edu) herausgegeben – als Korrektur der heutzutage in der westlichen Welt verbreiteten oft sehr einseitigen Betrachtungsweise ausschließlich als psychopathologisches Phänomen.

Religionen

Alle großen Weltreligionen lehnen den Suizid mehr oder minder ab. Religionen sind auf die Lebenden gerichtet und suchen zugleich eine Aussöhnung mit dem Tod, dem unvermeidlichen Schicksal, dem alle Menschen entgegensehen. Seine Realität ertragbar zu machen ist eines der Anliegen transzendentaler Erwartung in jeglicher Form, sei es ein Jenseitsversprechen wie im Christentum und im Islam, sei es das der ewigen Wiedergeburt wie im Buddhismus und Hinduismus. Alles Bemühen, den Tod in Frieden und Demut anzunehmen, wenn es eines Tages soweit ist, erscheint unvereinbar mit dem Verlangen, ihn aktiv herbeizuholen. Die Todessehnsucht aus Verzweiflung, aus untragbarem Leid steht aus religiöser Perspektive in fundamentalem Kontrast zu seiner Annahme in Ergebenheit.

Sowohl in der jüdischen Religion wie im Islam ist der Suizid verboten, weil der Mensch Gottes Eigentum sei (Dorff 2005, Zahedi et al. 2007). Dennoch gibt es in beiden Religionsrichtungen vorsichtige Liberalisierungstendenzen (▶ Kap. 4.7). Die Selbstopferung zugunsten der Religion und der Allgemeinheit wird im Islam teilweise toleriert, die aus politischen Gründen zum Suizid-Attentat Entschlossenen vielerorts sogar als Helden und Märtyrer verehrt.[1]

Im Hinduismus und Buddhismus wird die Tötung von Lebewesen grundsätzlich abgelehnt, somit auch der Suizid. Allerdings gibt es auch hier durchaus Ausnahmen von der Regel, je nach regionaler und historischer Ausprägung. Berühmt ist in Indien der – offiziell verbotene – Ritus, dass die Ehefrau ihrem verstorbenen Mann in den Tod nachzufolgen habe, indem sie sich mit dessen Leichnam verbrennen lässt (Sati). Im Buddhismus wird der Tod als ein integraler Teil des Zyklus von Sterben und Wiedergeburt nicht aus dem Bewusstsein Lebender ausgeklammert, sondern in einem Zustand größtmöglicher Ruhe und

---

1 Während in der vor allem in Nordafrika verbreiteten malekitischen Rechtsschule des Sunnismus, der größten Glaubensgemeinschaft im Islam, Suizid-Attentate gutgeheißen werden, wird deren Rechtmäßigkeit von der hanafitischen Richtung – mit ihrer Dominanz in den westasiatischen Staaten – angefochten (Mohaghegh Damad 2012).

Würde erwartet (Keawn 2005). Wer allerdings den höchsten Grad der Erleuchtung im Leben erreicht und sich von allem erdgebundenen Verlangen freigemacht hat, wer somit an der Stufe zum Nirwana steht, darf sein Leben in diesem Zustand auch beenden. Im Jainismus, einer aus dem Hinduismus hervorgegangenen Religionsrichtung mit den Idealen asketischer Lebensweise und absoluten Gewaltverzichts, stellt der Suizid durch extremes Fasten die höchste Stufe der Läuterung von aller irdischen Gebundenheit und der spirituellen Erleuchtung dar (Baechler 1981). Er erhält auf diese Weise den Charakter eines ultimativen Lebensziels, das allerdings nur den wenigsten Menschen erreichbar sein dürfte.

Auch im Christentum galt der Suizid über lange Zeit ausschließlich als schwere Sünde gegen Gott, der das Leben geschenkt habe und dem allein es zustehe, dieses wieder zu nehmen. Das war nicht immer so. In den ersten Jahrhunderten unserer Zeitrechnung galt der Suizid noch als moralisch neutral, zumal die Bibelstellen, die einen Suizid nennen, ihn an keiner Stelle moralisch verurteilen. Die Selbstopferung früher Christen, um ihrem Glauben Bekräftigung und Anerkennung zu verschaffen, galt als die heroische Tat eines Märtyrers.

Diese Haltung änderte sich erst mit Augustin im fünften Jahrhundert. Sein klug formuliertes Verdikt gegen den Suizid richtete sich ursprünglich gegen die Selbsttötung junger Nonnen, die, in ihren geplünderten Klöstern von römischen Kriegern vergewaltigt, solcherart entehrt nicht weiterleben wollten: »Wer also hört, es sei nicht erlaubt, sich zu töten, der tue es nur dann, wenn es der befiehlt, dessen Befehle nicht missachtet werden dürfen; nur sehe er zu, ob der göttliche Befehl nicht irgendwie ungewiss ist.« Und dann fügte Augustin einen ebenso sybillinischen wie psychologisch tiefsinnigen Satz hinzu: »Wir können unser Gewissen nur dem anpassen, was wir hören, über den verborgenen Sinn maßen wir uns kein Urteil an. Niemand weiß, was im Menschen vorgeht, außer dem Geist des Menschen, der in ihm ist« (Augustinus 1979)[2]. Der Suizid wird damit ausdrücklich zu einer Gewissensentscheidung, die – wenngleich grundsätzlich verboten – jeder selbst zu verantworten hat. Zugleich wird er ins verborgen Private abgedrängt und damit tabuisiert.

Der noch bei Augustin spürbare Respekt vor der innersten Gewissensentscheidung eines verzweifelten Menschen wurde in den folgenden Jahrhunderten bis auf wenige Ausnahmen aufgegeben zugunsten einer umfassenden sozialen Kontrolle, eines autoritären Zugriffs auf das Individuum. Bis heute ist die Wertung des Suizids in fast allen gesellschaftlichen Bereichen einschließlich der Medizin von diesem Anspruch geprägt. Auch wenn Aufklärung und Säkularisierung in Europa eine gewisse Wende in der moralischen Betrachtung des Suizids bewirkten, haftet diesem dennoch bis heute der Ruch des Unerlaubten an, des allenfalls unter bestimmten Bedingungen Entschuldbaren. Erst im Laufe des 20. Jahrhunderts wurden kirchliche Begräbnisse von durch Suizid Verstorbenen generell möglich, in der katholischen Kirche offiziell erst seit 1983.

---

2 Den Hinweis auf diesen Text Augustins und seine Entstehung verdanke ich der Heilbronner Pfarrerin Anna Christ-Friedrich.

1 Suizid – eine humane Option?

Recht und Politik

Bis in unsere Zeit hinein werden Religionen als politisches Machtmittel missbraucht, beispielsweise in einigen arabischen Staaten. Religiös begründete Vorschriften sollen die Menschen zumindest abschrecken, Handlungen zu vollziehen, die zu einer Schwächung des Staats führen könnten. Eine Begräbnisverweigerung als Ausdruck der öffentlich vollzogenen Entehrung ist eine solche Maßnahme.

Regierungen in aller Welt haben den Suizid und jeden diesbezüglichen Versuch oftmals unter strenge Strafen gestellt, soweit sie zu dessen Tolerierung nicht bereit waren.³ Da man Tote nicht mehr wirksam bestrafen kann, wurde der Leichnam nach einem Suizid zumindest geschändet, verstümmelt, entehrt. Die Besitztümer des Verstorbenen fielen dem Staat zu – eine gleichfalls der Abschreckung dienende Bestrafung der Hinterbliebenen.

Die Strafverfolgung war jedoch nicht generell, sondern sie orientierte sich an aktuellen staatlichen und wirtschaftlichen Interessen. Im alten Rom wurde der Suizid toleriert – Gefangenen und Sklaven aber war er verboten, Gefangenen, weil sie seiner nicht würdig waren, Sklaven, da sie einen gewinnbringenden Wirtschaftsfaktor darstellten. Auch Soldaten im Militäreinsatz, die sich töten wollten, wurden hart bestraft (von Engelhardt 2005). Gleiches galt in Deutschland während der Nazi-Herrschaft. Personen im Widerstand gegen die Machthaber hingegen wurde der Suizid mitunter nahegelegt: dem Feldmarschall Erwin Rommel ebenso wie einst Seneca und Sokrates.

Auch heute noch ist in vielen Staaten der Suizid strafrechtlich verboten. Vor allem natürlich in den Staaten mit traditionell islamisch geprägtem Rechtssystem, aber beispielsweise auch in Nordkorea, Singapur, Indien, einigen Staaten der USA, seit Kurzem auch in afrikanischen Staaten mit überwiegend christlicher Bevölkerung wie Uganda und Ghana.

Die fehlende Wirksamkeit des Strafrechts auf die Suizidhäufigkeit zeigt sich besonders anschaulich in Nordkorea, einem Land mit den derzeit wohl strengsten strafrechtlichen Bestimmungen wider den Suizid (selbst Familienmitglieder als Hinterbliebene können bestraft werden). Laut WHO-Statistik 2014 hat das Land die zweithäufigste Suizidprävalenz weltweit (hinter dem südamerikanischen Staat Guyana⁴). Bei weiblichen Suiziden und beim Alterssuizid ist Nordkorea sogar führend.

In Deutschland ist seit mehr als 250 Jahren, seit der Zeit Friedrichs des Großen, das Suizidverbot aufgehoben. Er war außerdem bereits 1794 im *Preußi-*

---

3 Überlebenden einer Suizidhandlung drohte zeitweise die Todesstrafe, in England noch im 19. Jahrhundert praktiziert (Alvarez 1974). Als Absurdität erscheint heute die im 17. Jahrhundert bisweilen genutzte Möglichkeit, statt der Todsünde Suizid einen »mittelbaren Suizid« zu begehen, den Mord an einem anderen Menschen, um vor der offensiv angestrebten Strafe, der zwangsläufig folgenden Hinrichtung, die Tat beichtend und bereuend doch noch Vergebung zu erlangen.

4 In Guyana besteht seit Jahrzehnten insbesondere im hinduistisch geprägten indischstämmigen Bevölkerungsanteil eine extrem hohe Suizidtendenz, die mit kulturellen Faktoren in Zusammenhang gebracht wurde (McCandless 1968).

schen Allgemeinen Landrecht kein Straftatbestand mehr, ebenso im allgemeinen preußischen Strafrecht von 1851, das in wesentlichen Aspekten bis heute Gültigkeit hat.

Dennoch wird der Suizid immer wieder einmal zu politischen Zwecken instrumentalisiert. Eine ideologische Zuschreibung der Verantwortung für erfolgte Suizide an ein gegnerisches Herrschaftssystem zeigte sich besonders eklatant in der politischen Konfrontation des *kalten Krieges* zwischen 1947 und 1989 in Deutschland. Exemplarisch war in dieser Hinsicht der Verbrennungssuizid des evangelischen Pfarrers Oskar Brüsewitz vor seiner Kirche in Zeitz im Jahr 1976, mit dem er auf die ihm unhaltbar erscheinende Situation der Religionsausübung in der DDR aufmerksam machen wollte. Von offizieller Seite der DDR wurde kurz darauf erklärt – nachdem man zunächst noch versucht hatte, das Ereignis der Öffentlichkeit gegenüber zu verschweigen – es handele sich um die Tat eines Psychopathen, eines Unzurechnungsfähigen. Daraufhin folgten hämische Proteste seitens der Vertreter der BRD – in der sich allerdings wenige Wochen zuvor gleichfalls ein politisch motivierter Suizid ereignet hatte: der von Ulrike Meinhof. Im gleichen Maße, wie Meinhof – aus westlicher Perspektive – ein »eigentlich zutiefst kranker Mensch« zu sein hatte (was deren Angehörige energisch bestritten), hatte Pfarrer Brüsewitz – aus westlicher Sicht – *nicht* krank zu sein (was dessen Angehörige gleichfalls bestritten) (Wedler 1976).

Statistik

Auch die Statistiken über Suizidereignisse bieten nicht immer ein zutreffendes Bild. Die in vielen Teilen der Welt noch vorhandene Tabuisierung trägt dazu bei, Todesfälle durch Suizid anders zu deklarieren – als Unfall oder als »natürlichen« Tod. Die Unterschiede der Suizidhäufigkeit zwischen überwiegend katholischen und überwiegend evangelischen Bevölkerungsteilen wurden bisweilen als Beleg für die suizidpräventive Wirkung einer stärker autoritär geprägten Religion angesehen, könnten aber auch Folge einer häufigeren Vertuschung von Suizidhandlungen in Familien und Gemeinden sein, solange diffamierende Konsequenzen in der Religionsgemeinschaft zu fürchten sind. Die äußerst niedrige Zahl von Suiziden in vom Islam geprägten Ländern wirft ähnliche Fragen auf.

Selbst von offiziellen Institutionen wie der WHO herausgegebene Statistiken müssen nicht immer verlässlich sein; sie sind oftmals Hochrechnungen, die mit der Wirklichkeit nur begrenzt übereinstimmen. So wird beispielsweise die Zahl der Suizide für das Jahr 2012 in der WHO-Statistik mit 10.745 für Deutschland angegeben, die nicht standardisierte Rate mit 13,0 Suiziden auf 100.000 Einwohner pro Jahr. Das Deutsche Statistische Bundesamt Destatis hingegen nennt für dasselbe Jahr 9.890 Suizidtote und eine Rate von 12,1. Ähnliche Differenzen finden sich auch in vielen anderen Ländern.

Bemerkenswert in diesem Zusammenhang ist die Tatsache, dass in den offiziellen Todesursachenstatistiken in den USA mehr Todesfälle durch Vergiftungen aufgeführt sind als Suizide insgesamt. Hintergrund ist die Wertung aller primär nicht zweifelsfrei als Suizid erkennbaren Vergiftungen als solche *aus un-*

bekannter Ursache. Während in Deutschland fast 70 % aller tödlichen Vergiftungen als Suizide deklariert werden, gehen in den USA nur 18 % in die Suizidstatistiken ein.

Schätzungen über die Ungenauigkeit offiziell mitgeteilter Suizidstatistiken reichen bis zu 25 % nicht erfasster Suizide weltweit. In Entwicklungs- und Schwellenländern, die teilweise noch nicht einmal über eine für alle Regionen verbindliche Todesursachenstatistik verfügen (wie z. B. Indien), könnte der Anteil der Unterschätzung noch erheblich höher liegen.

Idealisierung

Als Gegenstück zur Tabuisierung und Bestrafung in vielen Ländern wird der Suizid bisweilen als die einzige dem Menschen adäquate Form der Lebensbeendigung idealisiert. Jean Améry gilt seit Erscheinen seines Werks *Hand an sich legen* (1976) als entschiedener Protagonist der Freiheit des Menschen zum Suizid, die er als *Privileg des Humanum* pries. Das literarisch glänzend geschriebene Buch stellt das Recht des Menschen auf ein Scheitern (échec) mit geradezu niederschmetternder Überzeugungskraft in den Mittelpunkt. Die bei der Lektüre fast ständig spürbare Gereiztheit des Autors wie auch seine sehr selektive Sichtweise deuten allerdings auf einen zugrundeliegenden tiefen Selbstzweifel. »Dass ich dir gehörte und endlich mir selbst gehören muss«, das fanfarenartig stetig wiederholte »Ich gehöre nur mir allein«, klingt wie der verzweifelte Versuch einer Selbstbehauptung gegenüber den sozialen Ansprüchen der anderen, wie der illusionäre narzisstische Wunsch nach einer Urgeborgenheit, die er in der menschlichen Gemeinschaft nicht finden kann. Es klingt kaum wie das behauptete stolze Aufbegehren um der Dignität willen. Unter rüder Zurückweisung jeglichen Eingriffs von außen reklamiert Améry einen Zustand absoluter Autonomie des Ich, das unabhängig von allen äußeren Umständen existiert und deshalb auch niemandem Rechenschaft schuldig sei.

Der Erlanger Philosoph Wilhelm Kamlah, der zwei Jahre vor Jean Améry 1976 durch Suizid starb, deutete die menschliche Freiheit zur Selbstbestimmung – sehr viel zurückhaltender, dabei umso überzeugender – dahingehend, dass »der übermäßig Leidende der Blindheit einer Natur« entgegentrete, »die sich nicht darum kümmert und nicht darum kümmern kann, ob ein Mensch noch ein lebenswertes Leben führt oder nur noch am Leben ist« (Kamlah 1976).

1.2 Suizid – eine Krankheit?

Der Suizid ist der zwar seltene, aber überall gefürchtete Tod psychiatrischer Patienten. Zwar sterben psychisch Kranke manchmal auch aus anderer Ursache, da beispielsweise Herz-Kreislauf-Erkrankungen mit psychischen Störungen assoziiert sein können. Neben den körperlichen Folgen einer Sucht oder einer Essstörung birgt die seelische Erkrankung selbst als potenziell letalen Ausgang aber fast ausschließlich den Suizid.

Wurde vor noch gar nicht so langer Zeit die Häufigkeit einer schwerwiegenden psychischen Erkrankung bei durch Suizid Verstorbenen in der Größenordnung von 30-80 % angenommen, je nach zitierter Studie, gehen heute viele Psychiater in ihren Verlautbarungen davon aus, dass mindestens 90 % aller suizidalen Menschen an einer Depression leiden. Andere psychiatrische Erkrankungen spielten nur eine geringe Rolle. Dabei weisen ältere Suizidstudien durchaus einen nicht unbeträchtlichen Anteil an Suchtkranken, Psychosekranken und an einer Demenz Erkrankten aus.

Beim Jahreskongress der deutschen Psychiater im November 2015 in Berlin stellte der namhafte Psychiatrieprofessor Peter Brieger die Ergebnisse einer Studie vor, in der detailliert die Hintergründe bei allen in seinem Landkreis durch Suizid Verstorbenen ermittelt wurden. Zum eigenen Erstaunen ergab die durchgeführte *psychologische Autopsie* nur in der Hälfte bis maximal 60 % eine psychische Störung, in vielen Fällen jedoch körperliche Krankheiten und Partnerprobleme. Der Referent stellte die Frage in den Raum, ob die allgemein zitierten mehr als 90 % depressiv Erkrankten unter den Suizidopfern denn nun *Tautologie* seien oder *Realität*.

Gottfried Benn benannte 1937 als Militärarzt unter 19.614 Suiziden im »Altreich« 3–20 %, »bei denen eine wirkliche Geisteskrankheit anzunehmen ist: schwankend je nach Auffassung der Beurteiler und der berücksichtigten Statistiken« (zit. nach Willemsen 1986).

In einer sehr großen schwedischen Studie wurden alle Patienten erfasst, die innerhalb von zehn Jahren (1973–82) wegen eines Suizidversuchs in einem schwedischen Krankenhaus behandelt worden waren, und mithilfe der in Skandinavien verfügbaren Register nachverfolgt (Tidemalm et al. 2008). Nur bei weniger als einem Drittel dieser insgesamt knapp 40.000 untersuchten Patienten, davon 53 % weiblich, wurde im Laufe der auf den Suizidversuch folgenden zwölf Monate eine psychiatrische Diagnose dokumentiert, wobei leichte Formen psychischer Störung nach Meinung der Autoren möglicherweise nicht erfasst worden waren. In einer Nachbeobachtungszeit von 21 bis 31 Jahren starben 4.421 (11,1 %) der ehemaligen Patienten durch Suizid, deutlich mehr Patienten mit psychiatrischer Diagnose (15,6 %) als ohne (9,0 %), mehr Männer (13,4 %) als Frauen (9,1 %). Die höchste Suizidsterblichkeit betraf an Schizophrenie oder an bipolarer affektiver Störung Erkrankte.

Diese sehr umfassende und sorgfältige wissenschaftliche Analyse zeigt, dass psychiatrisch Erkrankte gegenüber psychisch Gesunden ein deutlich höheres Suizidrisiko haben, dass aber die Mehrzahl (55 %) der in Schweden in dem genannten Zeitraum nach einem ersten überlebten Suizidversuch durch Suizid Verstorbenen nicht psychisch krank war.

Auch Karl Jaspers (1956) ging davon aus, dass etwa ein Drittel derer, die durch Suizid versterben, »geisteskrank« sind. Aber: »Weder Geisteskrankheit noch Psychopathie bedeuten Ausschluss von Sinn.«

Die höchst unterschiedliche Bewertung der Verantwortlichkeit psychischer Krankheit, insbesondere der Depression, für den Suizid setzt sich bis heute fort. Späte und Otto weisen zu Recht darauf hin, dass nicht allein die Diagnose maßgebend sei, sondern das Erleben des Patienten, dessen Krankheitsverarbeitung und die Reaktionsweise des Umfelds. »Der Mensch ist nicht ein passiver Erdulder einer wie auch immer gearteten Krankheit. Er setzt sich mit ihr auseinander, bezieht sie in seine Lebensgestaltung ein, nimmt sie also an, oder er leugnet sie, schiebt sie beiseite, lebt an ihr vorbei. Die sehr unterschiedlichen Möglichkeiten der Krankheitsbewältigung beeinflussen Verlauf und Ausgang einer Erkrankung auf unterschiedliche Weise« (Späte und Otto 2015).

Der Streit um die Krankhaftigkeit suizidalen Verhaltens hat eine lange Geschichte und viele Ursachen. Über Jahrhunderte hinweg wurde der Suizid ausschließlich als das Fehlverhalten eines sündigen Menschen gesehen, auch wenn die oftmals dahinter verborgene psychische Störung gelegentlich bemerkt und nebenher erwähnt wurde (von Engelhardt 2005). Die Medizin begann erst gegen Ende des 18. Jahrhunderts, sich nach und nach für den Suizid zu interessieren. Mit Beginn des 19. Jahrhunderts wurde die Möglichkeit einer Suizidprävention erstmals thematisiert (Osiander 1813).

Am Ende des 19. Jahrhunderts gab es dann schon einmal eine Periode, in der die allermeisten Suizide als krankhaft gewertet wurden (Späte und Otto 2015). Allerdings war man in jener Zeit auf der – letztlich vergeblichen – Suche nach einem pathologisch-anatomischen Substrat als Ursache des Suizids. Am Ende des 20. Jahrhunderts kam erneut im Rahmen der vollständigen Entschlüsselung menschlicher Gene die Hoffnung auf, eine für suizidales Verhalten verantwortliche Gensequenz zu ermitteln. Die Vorstellung eines genetischen Determinismus, dass alle Verhaltensweisen im Erbgut festgelegt seien, ließ sich allerdings keineswegs halten. »Von Genen lässt sich nicht auf komplexe Merkmale oder gar Verhaltensweisen schließen«, konstatiert der Neurobiologe Gerald Hübner[5].

Weil es unübersehbar war und ist, dass es immer wieder die unter einer psychischen Krankheit Leidenden sind, die sich schließlich umbringen, war die Empörung der ärztlichen Experten über die Gleichgültigkeit und Ignoranz mehr als verständlich, mit der die Gesellschaft auf ein Suizidgeschehen reagierte. Nach den unheilvollen Turbulenzen des Zweiten Weltkriegs war es vor allem der Wiener Psychiater Erwin Ringel, der vehement forderte, den Suizid als Endpunkt einer krankhaften psychischen Entwicklung wahrzunehmen. Gemeinsam mit Gleichgesinnten aus Europa und den USA gründete er 1960 die *International Association for Suicide Prevention*.

In der Folge entwickelten sich viele unterschiedliche Ansätze, suizidalem Verhalten vorzubeugen. In den USA entstanden seit dem Beginn 1958 in Los Angeles vielerorts Dutzende von sogenannten *Suicide Prevention Centers*. Eine direkte Auswirkung ihrer Tätigkeit auf die amerikanischen Suizidstatistiken ließ sich allerdings bis heute nicht nachweisen, sodass diese Einrichtungen aufgrund

---
5 Interview mit Inge Kloepfer in der FAS vom 13.12.2015

ausbleibender Finanzierung teilweise wieder verschwanden oder umstrukturiert werden mussten.

Auch die verschiedenen von der Psychiatrie beförderten Bemühungen um Suizidprävention in Europa zeigten nur begrenzte Erfolge. Da die Suizidraten in fast allen europäischen Ländern, ob mit oder ohne Suizidpräventionsprogramm, über viele Jahre rückläufig waren, ließ sich nur schwer ermitteln, was Ursache, was Folge war. Eine Aktion Mitte der 1980er Jahre auf der schwedischen Insel Gotland mit eingehender Schulung aller Ärzte über Diagnose und Behandlung von Depressionen führte zu einem eindrucksvollen Rückgang der Suizidhäufigkeit um die Hälfte. Drei Jahre nach Beendigung des Programms hatte sich die Suizidrate allerdings wieder auf dem alten Level eingependelt (Rutz et al. 1992). Immerhin hatte die Aktion nachgewiesen, dass eine konsequente Behandlung dieser Störung auf die Suizidhäufigkeit eine deutliche Auswirkung hat. Unter Bezug auf die in Schweden gewonnenen Erkenntnisse wurden in Deutschland, später auch in anderen europäischen Ländern, *Aktionsbündnisse gegen Depression* gegründet, Initiativen mit dem Ziel der Aufklärung aller Ärzte und weiter Teile der Bevölkerung über das Krankheitsbild und seine Behandlungsmöglichkeiten. Eine Auswirkung auf die Suizidstatistiken dieser Länder ließ sich allerdings bislang nicht oder nur regional belegen.

Nach wie vor ist es strittig, in welchem Ausmaß eine psychische Störung für den Vollzug einer Suizidhandlung verantwortlich zu machen ist und wie nachhaltig sie sich durch Medikamente und Psychotherapie verhindern lässt. Der stete Rückgang der Suizidhäufigkeit in Deutschland seit Ende der 1970er Jahre um inzwischen mehr als die Hälfte wird oft auf die seit der Psychiatrie-Enquete des Deutschen Bundestags 1975 verbesserte psychiatrische Versorgung zurückgeführt. Parallel und rascher jedoch als die Versorgungsoptimierung fand gleichzeitig in der Öffentlichkeit eine deutliche Enttabuisierung des Suizidphänomens statt durch die seinerzeit einsetzende vielfältige Behandlung dieses Themas in den Medien. Es lässt sich somit nur schwer entscheiden, welche Faktoren für den Rückgang die maßgeblichen waren.

Zusätzliche Irritationen bewirkten zudem Änderungen der Klassifikation und Einordnung psychiatrischer Krankheiten, sowohl in dem internationalen Register ICD wie in dem amerikanischen Analog DSM. So wurde die zuvor übliche Trennung in endogene und exogene Störungen aufgegeben zugunsten der realitätsgerechteren Beurteilung, dass bei sehr vielen psychischen Erkrankungen sowohl eine individuelle Disposition verantwortlich ist als auch von außen kommende Einflüsse, Umweltfaktoren.

Diese sinnvolle Anpassung der Nomenklatur ging allerdings einher mit einer Verwässerung vieler Diagnosen. So ermöglicht die derzeit gültige ICD jede »*gedrückte Stimmung und Verminderung von Antrieb und Aktivität*« als Krankheit, in diesem Fall als depressive Episode, zu werten. »*Die Fähigkeit zu Freude, das Interesse und die Konzentration sind vermindert. Ausgeprägte Müdigkeit kann nach jeder kleinsten Anstrengung auftreten. Der Schlaf ist meist gestört, der Appetit vermindert. Selbstwertgefühl und Selbstvertrauen sind fast immer beeinträchtigt. Sogar bei der leichten Form kommen Schuldgefühle oder Gedanken über eigene Wertlosigkeit vor.*« Es ist offensichtlich, dass ein Trauernder, ein Mensch mit akutem Liebeskummer, jemand, der gerade seine Arbeitsstelle verloren hat, diese Beschreibung als auf sich absolut zutreffend ansieht. Aber ist er deshalb psychisch krank? Muss er sich deshalb einer Behandlung mit Psychopharmaka, einer Psychotherapie unterziehen? Seit Änderung der Klassifikation ist keine andere Krankheit in ihrer statistischen Häufigkeit so sprunghaft angestiegen wie die Depression.[6] Der Umsatz an antidepressiven Medikamenten soll sich in wenigen Jahren mehr als verdreifacht haben (http://¬www.deutsche-eliteakademie.de/load.php?name=News&file=article&sid=326, Zugriff am 22.06.2016). (Eine vertiefte und differenzierte Auseinandersetzung mit der Frage der Definition psychischer Erkrankung findet sich in dieser Buchreihe bei Heinz 2016).

Als im Dezember 1987 – ähnlich wie im November 2015 durch den Deutschen Bundestag – vom französischen Parlament ein Gesetz beschlossen worden war, das die Anstiftung zum Suizid unter Strafe stellt, kritisierte der Historiker Georges Minois die Auffassung der beteiligten Parlamentarier, wonach es medizinisch nachgewiesen sei, dass Suizidgefährdete »in den Bereich der Pathologie fallen«. Das sei eine stark übertriebene Interpretation, wenn man sich die zahllosen Geistesgrößen vor Augen halte, die »mit großer Würde aus dem Leben geschieden sind« (Minois 1996).

»*Bei den meisten Menschen, die ihrem Leben selbst ein Ende setzen, handelt es sich nicht um Geisteskranke im medizinischen Sinn*« (Späte und Otto 2015).

1.3 Alterssuizid

In der gesamten westlichen Welt überwiegt die relative Suizidhäufigkeit alter Menschen diejenige aller anderen Altersgruppen. Anders ist die Situation in Ländern mit unzureichender wirtschaftlicher Entwicklung und großen sozialen Problemen, die dort für einen Großteil der Suizide jüngerer Menschen mitverantwortlich sind. In Indien betrifft beispielsweise die höchste Rate weiblicher Suizide nicht (wie in Deutschland) die Alten, sondern Frauen im Alter von 15 bis 30 Jahren.

Aber auch in Europa richtet sich die öffentliche Wahrnehmung des Suizids, soweit diese überhaupt spürbar ist, auf Menschen jungen und mittleren Alters. Das mag verständlich sein, weil der Suizid eines Heranwachsenden oder eines gescheiterten Wirtschaftsmanagers mehr Aufmerksamkeit erregt als der eines Hochbetagten, dessen Lebensende ohnehin in greifbarer Nähe liegt. So wird bei allem Entsetzen über den Suizidtod eines im blühenden Leben Stehenden der

---

6 Nach einer Meldung des amerikanischen Center for Disease Control and Prevention erhielten laut einer umfassenden Studie in den Jahren 2008–2013 15,4 % aller US-amerikanischen Frauen im Alter von 15–44 Jahren jährlich mindestens eine Verschreibung eines antidepressiven Medikaments (MMWR 2016; 65(3): 41–46).

Suizid eines gealterten Menschen eher mit Verständnis als mit seelischer Erschütterung aufgenommen.

Dabei unterscheiden sich Suizidhandlungen im Alter mitunter in keiner Hinsicht von den in jüngeren Jahren begangenen. Sie resultieren genauso aus Verzweiflung, aus Liebeskummer, aus einem unlösbar scheinenden Konflikt oder als Folge einer langjährigen Sucht, einer Persönlichkeitsstörung, oftmals in tiefer Depression.

Einengung im Konflikt[7]

Eine 75-jährige Frau, nur durch Zufall von einer Freundin in ihrer Wohnung mit einer schweren suizidalen Vergiftung aufgefunden, wurde ins Krankenhaus gebracht. Nach der Entgiftung berichtete sie in der Krisenintervention , sie sei in einen für sie unlösbaren Zwiespalt geraten.

Familiär aufgewachsen als Mitglied einer rigiden religiösen Sekte galt ihr eine außereheliche Sexualbeziehung als undenkbar, in jedem Fall bestraft mit der Exkommunikation aus der Sektengemeinschaft. Sie war früh aus dem strengen Elternhaus in eine als harmonisch geschilderte Ehe geflüchtet, doch der Ehemann war schon vor mehr als zwanzig Jahren verstorben, nicht ohne ihr noch auf dem Sterbebett das Gelöbnis ewiger Treue zu ihm abzunehmen. Fortan hatte sie in einem ausschließlich aus Sektenmitgliedern bestehenden Freundeskreis ruhig und ohne Anfechtungen gelebt.

Diese kamen nach zwanzigjähriger sexueller Abstinenz erst auf einer Kaffeefahrt in Gestalt eines um 15 Jahre jüngeren Mannes, in den sie sich auf der Stelle stürmisch verliebte. Allen guten Vorsätzen zum Trotz entwickelte sich daraus eine intensive, sehr erfüllt erlebte sexuelle Beziehung, die aber gegenüber ihren Sektenfreunden natürlich geheim gehalten werden musste.

Alles ging solange gut, bis der jüngere Mann sie zu heiraten verlangte. Sie witterte bei ihm auf ihre Erbschaft gerichtete Motive, fühlte sich dem Treueeid gegenüber dem verstorbenen Ehemann zudem verpflichtet. Auf ihre Weigerung hin drohte der Freund, die »illegitime« Sexualbeziehung gegenüber der Sekte zu offenbaren. Sie sah keinen Ausweg und entschloss sich zum Suizid.

Alle Elemente, wie man sie auch bei Suizidhandlungen jüngerer Menschen vorfinden kann, sind hier vorhanden: eine einengende Vorprägung, ein ritualisierter Triebverzicht, eine hochemotional erlebte Beziehung, die schuldhafte Durchbrechung sozial gesetzter Schranken, eine mit Selbstentwertung verbundene Kränkung durch die geliebte Person. Aus allem resultierte die für das Präsuizidale Syndrom (Ringel 1953) charakteristische massive situative und dynamische Einengung.

In der Krisenintervention fand die trotz ihres Alters geistig sehr bewegliche Frau schließlich einen ihr gangbaren Weg: die Liebesbeziehung definitiv zu beenden, zuvor jedoch eine ihr besonders nahestehende Freundin ins Vertrauen

---

7 Aus: Wedler 2002, S. 170

zu ziehen, was ihr Sicherheit gab, nicht alle ihre sozialen Bindungen vollständig aufs Spiel zu setzen.

Sehr viel häufiger als derart typisch erscheinende suizidale Krisen besteht bei alten Menschen jedoch eine Ambivalenz des Lebenswillens (▶ Kap. 4.1), vor allem bei fortschreitender Krankheit und Behinderung, wachsender Einengung der Lebensmöglichkeiten und sozialer Isolierung. Das Leben der Menschen in Europa verlängert sich aufgrund günstiger sozialer Bedingungen und guter medizinischer Versorgung von Jahr zu Jahr, der prozentuale Anteil alter Menschen an der Gesamtbevölkerung steigt stetig. Dass alte Menschen mitunter *lebenssatt* erscheinen und auch *Lebensmüdigkeit* äußern, gehört wie die sich vertiefenden Gesichtsfalten zum gewohnten Bild der Alten. Dass diese Lebensmüdigkeit nicht selten in den Suizid führt, wird in der Öffentlichkeit eigentlich erst wahrgenommen, seit in einigen Regionen der Welt, vor allem in der Schweiz, sogenannte Sterbehilfeorganisationen Menschen auf deren Wunsch hin bei ihrem Suizidvollzug begleiten und die notwendige Unterstützung bereitstellen. Es handelt sich dabei überwiegend um Alte und unter einer körperlichen Krankheit schwer Leidende. Der Suizid verliert in diesen Fällen den Nimbus des geheimen Entschlusses und der Gewaltsamkeit.

Die meisten Suizide alter Menschen werden jedoch weiterhin in Einsamkeit vollzogen. Und sie werden kaum zur Kenntnis genommen. Während in Alten- und Pflegeheimen tätige Mitarbeiter mitunter berichten, Suizidalität sei in diesen Einrichtungen ein täglich präsentes Thema, wird bei wissenschaftlichen Klärungsbemühungen von den Leitungen die Existenz eines Suizidproblems oft als gar nicht existent oder unbedeutend bezeichnet (Erlemeier 2006). Tatsächlich scheinen Suizidgedanken, Suizidabsichten, auch Suizidversuche und vor allem die Nahrungsverweigerung zur Beschleunigung des Sterbens bei einem Großteil der Bewohner in solchen Heimen durchaus vorzukommen, vollzogene Suizide jedoch eher selten (Erlemeier 2011; Mezuk et al. 2014). Die Bewohner unterliegen ständiger Kontrolle, sind infolge ihrer Gebrechlichkeit oft gar nicht mehr in der Lage, sich gewaltsam zu töten. Dagegen scheint die bevorstehende Einweisung ins Pflegeheim ein häufiges Motiv für den Suizid eines gealterten Menschen zu sein.

Bisher haben die Öffentlichkeit und auch die Wissenschaft sich weitgehend davor gedrückt, zum Umgang mit der Lebensmüdigkeit alter Menschen eine Stellung zu beziehen, die sowohl der individuellen Selbstbestimmung des Einzelnen wie den ethischen Grundregeln sozialer Fürsorge und Hilfsverpflichtung der Gemeinschaft gerecht wird. Muss jeder lebensmüde Alte mit allen Mitteln vom Suizid abgehalten werden? Welche Lebenshilfe kann die Gesellschaft ihm anbieten? Soll er gegebenenfalls zur Annahme dieser Hilfen auch gezwungen werden? Oder sollte es, wie in der Schweiz, auch möglich sein, ihm zu einer Begleitung in den Suizid zu verhelfen, wenn er sich bei voll erhaltener geistiger Fähigkeit zur Selbstbestimmung allen alternativen Angeboten verweigert?

In aller Regel werden dem lebensmüden Alten eine psychiatrische Diagnose attestiert und entsprechende Medikamente verschrieben, die seine Suizidneigung beseitigen sollen. Aber ist der geäußerte Widerstand gegen die Einweisung in eine Pflegeeinrichtung eine behandlungsbedürftige Krankheit? Bedarf die oben geschilderte 75-Jährige einer Medikation? Ist jede Traurigkeit und Verzweiflung über den drohenden Verlust von individueller Lebensgestaltung – und sei es der gewohnte Anblick der eigenen vier Wände – einer ICD-Diagnose gleichzusetzen? Debatten zu dieser Thematik, soweit sie überhaupt stattfanden, verliefen bisher fast stets in polarisierenden Wortgefechten.

1.4   Suizidalität bei Entwurzelten

In der zweiten Hälfte des Jahres 2015 wurde Europa von einer ungeahnten Flüchtlingswelle erfasst, in erster Linie bekanntlich als Folge der Kriegsereignisse in Vorderasien, vor allem in Syrien, Afghanistan und im Irak. Mehr als eine Million Flüchtende gelangten innerhalb weniger Monate allein nach Deutschland. Der Strom derer, die ihre Heimat verlassen, setzt sich fort, sodass mit weiteren Zuzüglern zu rechnen ist, wenn auch die Fluchtwege inzwischen teilweise versperrt wurden – in vielen europäischen Ländern sieht man sich außerstande, so viele Menschen auf einen Schlag in die Bevölkerung zu integrieren.

Zu den Menschen, die generell in besonderem Maße suizidgefährdet sind, zählen – neben den psychisch Kranken, den Alten und ganz allgemein der männlichen Spezies – Menschen ohne Arbeit, rassisch, religiös und politisch Verfolgte, Menschen auf der Flucht und aus ihrer Heimat, ihren sozialen Bezügen Entwurzelte (Ringel 1969). Die jetzt nach Europa Gelangten sind aus mehrfachen Gründen solchen Risikogruppen zugehörig: Sie sind aus ihrer Heimat geflüchtet, sind vielfach aus religiösen oder politischen Gründen Verfolgte und haben hierzulande meist keine Arbeitserlaubnis, bevor sie nicht als Asylanten anerkannt sind.

Hinzu kommt, dass viele dieser Zugewanderten psychisch schwer traumatisiert sind. Vor der Flucht waren sie den Grausamkeiten des Kriegs ausgesetzt, der ständigen Bedrohung, der anhaltenden Lebensgefahr. Viele von ihnen wurden persönlich gedemütigt, körperlich und sexuell missbraucht, unter menschenunwürdigen Zuständen gefangen gehalten und gefoltert. Zum großen Teil wurden sie von ihren Familien getrennt. Während der Flucht über die Türkei oder übers Mittelmeer waren sie weiteren Lebensgefahren ausgesetzt, haben wochenlange Märsche über die »West-Balkan-Route« hinter sich, sind erschöpft und ausgemergelt. In Deutschland angekommen begegnen sie einer fremden Kultur, einer fremden Sprache, häufig ostentativ gezeigter Ablehnung und mitunter erneuter Bedrohung. Von den in der Heimat zurückgebliebenen Angehörigen bleiben sie oft auf unabsehbare Zeit getrennt, in vielen Fällen ohne Kontakt, ohne Informationen über deren Schicksal. Dass unter diesen Bedingungen bei einigen Flüchtlingen der resignative Wunsch reift, allem ein Ende zu setzen, wäre alles andere als unverständlich.

Über die reale Suizidgefährdung der nach Deutschland Geflohenen ist bisher wenig bekannt. Eine systematische Registrierung derart fataler Ereignisse wird vermutlich auch erst möglich sein, wenn alle Flüchtlinge amtlich erfasst sind, was in den ersten Monaten noch gar nicht erfolgen konnte. Immerhin gibt es Schutzfaktoren gegenüber dem Suizid in dieser Gruppe von Migranten. Die Menschen stammen überwiegend aus Regionen, in denen Suizidalität schon aus religiösen Gründen eher ungewöhnlich ist. Die Menschen sind geflohen in der Hoffnung, sich ein neues, ein besseres Leben aufzubauen. Und sie halten gewiss so lange wie nur irgend möglich an dieser Hoffnung fest. Es sind ganz überwiegend junge Menschen, die ihr Leben noch vor sich haben und generell weniger zur Selbstaufgabe neigen. Viele haben zudem ihre kleinen Kinder dabei, für die zu sorgen sie sich verpflichtet fühlen. So werden sie eher um ihr Überleben kämpfen als vorzeitig aufgeben.

Dennoch ist es erstaunlich, dass das Problem der Suizidalität von Flüchtlingen und Migranten auch auf wissenschaftlicher Ebene bislang nur sporadisch thematisiert wurde. Eine Ausnahme war diesbezüglich lediglich die Suizidproblematik bei jungen Türkinnen in Deutschland. Aus einer singulären, vor bereits mehreren Jahren erstellten wissenschaftlichen Studie über die Suizidalität von Asylsuchenden in den Niederlanden sind einige Informationen ablesbar (Goosen et al. 2011). So war die Suizidhäufigkeit bei männlichen Flüchtlingen um zwei Drittel höher als in der niederländischen Bevölkerung, während Frauen vergleichsweise seltener Suizide begingen. Betroffen waren vor allem Männer aus Nord- und Ostafrika und aus Osteuropa, nicht jedoch aus den asiatischen Ländern. Die Häufigkeit von nicht tödlichen Suizidversuchen übertraf die der Niederländer bei beiden Geschlechtern. Hier zeigten sich vor allem die aus asiatischen Ländern und aus dem Balkan Zugewanderten gefährdet.

Mit einiger Wahrscheinlichkeit ist davon auszugehen, dass das Suizidproblem – wie auch alle anderen Folgen psychischer Traumatisierung – nicht in der allerersten Zeit nach der Ankunft von Geflüchteten in einem fremden Land in Erscheinung tritt, sondern erst dann, wenn es sich herausstellt, dass die Hoffnungen und Erwartungen unerfüllt bleiben, vor allem wenn eine Integration in die neue Gesellschaft gründlich misslingt. Die in den zurückliegenden Jahren registrierten Suizidhandlungen von Migranten betrafen dem Vernehmen nach vor allem solche, die in Europa kein Bleiberecht erhielten und in ihr Herkunftsland wieder abgeschoben werden sollten. Somit wird der Schutz der Flüchtlinge vor dem Suizid in nicht unerheblichem Maße davon abhängen, wie wir als Bewohner des Gastlandes ihnen begegnen.

Auf eine ganz andere Weise Entwurzelte sind die sogenannten *Selbstmord-Attentäter*. Sie bedrohen nun schon seit mehreren Jahrzehnten und in zunehmendem Maße die Sicherheit und den Frieden in der Welt, seit einigen Jahren auch in Westeuropa.

Dass der Suizid als politisches Instrument eingesetzt wird, ist seit dem Altertum bekannt. Berühmt ist der im Alten Testament der Bibel geschilderte Suizid Simsons, mit dem er zugleich eine riesige Zahl seiner Feinde, die Philister, tötete. Das allererste Suizid-Attentat mit Sprengstoff soll sich bereits im März 1881 in Russland ereignet haben (Günther 2016). Der Zar Alexander II. fiel ihm zum Opfer. Auch die Selbstverbrennung von Jan Palach 1969 auf dem Wenzelsplatz in Prag war ein Suizid aus politischem Motiv mit großer, anhaltender

Breitenwirkung, ebenso wie der Suizid des Gemüsehändlers Mohamed Bouazizi 2010 in Tunesien als Auslöser des *Arabischen Frühlings*.

Bei der ständig gewachsenen Anzahl Jugendlicher überwiegend, aber nicht ausschließlich, arabischer Herkunft, über deren oftmals verheerende Anschläge die Medien derzeit fast täglich berichten, handelt es sich dagegen nicht um intellektuelle Einzeltäter im überlegten Widerstand gegen ein diktatorisches Regime. Auch wenn bisherige sozio- und psychologische Analysen noch kein einheitliches Bild dieser Menschen gezeichnet haben, wird doch in zunehmendem Maße deutlich, dass es sich zumindest teilweise um – mitunter gemeinschaftlich – religiös Indoktrinierte handelt, die aufgrund ihrer Herkunft aus oft erbärmlichen Verhältnissen für jede Art der Verheißung besonders anfällig sind.

Die Nachzeichnung der an einem einzigen Tag erfolgten Suizid-Attentate von vierzehn Jugendlichen in Casablanca im März 2003 mit mehr als 40 Toten und Hunderten von Verletzten offenbart eindrucksvoll diese Zusammenhänge (Binebine 2014). Alle diese jungen Männer entstammten demselben Elendsquartier am Rande der Metropole und waren aufgrund nahezu fehlender Entwicklungsperspektiven in die Fänge radikalislamischer Gruppen geraten, von denen sie nach und nach bis zur Selbstaufgabe indoktriniert wurden.

Ähnliche Lebensbeschreibungen finden sich auch bei aktuellen Suizid-Attentätern, soweit Einzelheiten über die Medien überhaupt bekannt werden. Es sind keine aggressiven Gewalttäter, sondern eher unselbstständige, selbstunsichere Personen, autoritätsgläubig und sehnsüchtig nach Anerkennung. Seit frühester Kindheit aufgewachsen ohne verlässliche Geborgenheit und Entwicklungsförderung verfallen sie jedem Angebot, das eine Perspektive und vielleicht ein bisschen Ruhm verspricht – und sei es ein komfortabler Platz im ewigen Jenseits. Die von ihren Auftraggebern wie den ihnen Nahestehenden nachträglich erfolgte Heroisierung als Märtyrer kann nicht verdecken, dass es sich um Entwurzelte der Gesellschaft handelt. Das Elend der durch missbräuchliche Interpretationen des Islam – einer im Grunde friedliebenden Religion – in den Suizid Getriebenen wird hier auf besonders perfide Weise geschönt. Ohne eine derartige ideologische Legitimation sind Wahnsinnstaten Einzelner zwar denkbar und inzwischen auch in Deutschland zur Realität geworden, nicht aber jährlich Hunderte von Suizid-Attentätern, gezielt eingesetzt von extremen politischen Gruppierungen.

Der von einer sich äußerst radikal gebenden religiös motivierten Strömung ausgehende Sog auf junge Menschen ist im Grunde keine Neuerscheinung. Er spiegelt sich derzeit in der nicht geringen Zahl derer, die sich freiwillig dem sogenannten IS-Staat anschließen und als Kämpfer zur Verfügung stellen. Laut einer Analyse von rund 3.000 Formularen, die zum IS-Staat angereiste Jugendliche und Adoleszenten aus aller Welt bei ihrer Ankunft auszufüllen hatten, gaben 10 % der Rekruten sogar direkt an, als Selbstmordattentäter sterben zu wollen (Musharbabash 2016).

Besonders erschreckend ist die Beobachtung, dass immer häufiger Kinder zum Suizid-Attentat indoktriniert werden. Laut Mitteilungen des Kinderhilfswerks Unicef der Vereinten Nationen (http://web.de/magazine/unicef/boko-har¬am-missbraucht-kinder-selbstmordattentaeter-31489874, Zugriff am 17.08.2016) ist die Zahl der hierzu missbrauchten Kinder in Kamerun, Nigeria, Tschad und Niger seit 2014 innerhalb eines Jahres um das Zehnfache angestiegen. Jeder fünfte Suizid-Attentäter sei jünger als 18 Jahre alt gewesen, in Kamerun sogar jeder zweite. Kinder sind für derartige Aktionen besonders geeignet, da sie – wie auch Frauen – in der Öffentlichkeit als weniger auffällig und bedrohlich wahrgenommen werden und deshalb schwerer rechtzeitig zu entdecken sind. Laut einer Analyse des Journalisten Markus Günther (2016) war der jüngste eben noch an der Ausführung Gehinderte in Afghanistan gerade 12 Jahre alt. Der Anblick betender Soldaten in einer Moschee, an der er, bereits mit einer Sprengstoffweste angetan, vorbeikam, habe Zweifel in ihm geweckt, sodass er sich bei der Polizei meldete.

Nach einem weiteren Bericht wurden die von der Terrorgruppe Boko Haram in Nigeria entführten und gefangen gehaltenen Kinder, Jugendlichen und Frauen systematisch zu Kämpfern ausgebildet und dabei auch für Suizid-Attentate vorbereitet. Aus einer Gruppe von 30 jungen Frauen hätte sich jede vierte spontan bereit erklärt, sich für eine solche Aktion zu opfern (Dearcey 2016).

Man mag darüber spekulieren, auf welchen Wegen und in welchem Ausmaß religiöse Indoktrination Menschen dazu bringen kann, den Suizid als willkommene Lösung zu wählen. Oder andererseits, wie sehr politischer Fundamentalismus lediglich als nachträglicher, den radikalen Islamisten willkommener Vorwand für die Wahnsinnstaten psychisch Kranker dient, wie der Journalist Harald Staun (2016) unter Bezug auf den italienischen Philosophen Berardi diskutiert. Der Suizid werde dann zum »Ritual, welches – vor allem, wenn es mit politischen Fiktionen aufgeladen wird – die Illusion beinhaltet, wenigstens mit der letzten selbstbestimmten Handlung des Lebens Teil der Gemeinschaft der Verzweifelten zu werden«. Nach Berardi sei der Suizid »kein marginales Phänomen einer isolierten Psychopathologie mehr, sondern ein Hauptakteur der politischen Geschichte unserer Zeit«. Die politische Motivation sei dabei lediglich die rhetorische Oberfläche. Der innerste Antrieb eines Selbstmörders sei »immer die eigene Verzweiflung, Demütigung und Not«.

Begriffe wie Selbstbestimmtheit und autonome Entscheidung verlieren hier jegliche Stringenz und jede Relevanz.

1.5 Bemühungen um ein Verstehen

Was geht in einem Menschen vor, der auf dem Weg ist, seinem Leben ein Ende zu setzen?

In der Fachliteratur findet sich oft der Versuch einer Abgrenzung *rationaler* Suizid-Entscheidungen, also solcher, die nicht in einer Geistesverwirrung, einer psychischen Erkrankung oder einer akuten Lebenskrise ihren Ursprung haben. Viele Psychiater, auch Theologen und einige Philosophen halten es für undenkbar, dass sich ein Mensch *rational* entscheidet, sich selbst zu vernichten. Es sei ein prinzipieller Widerspruch, eine rationale Entscheidung zu treffen, die die Fähigkeit, weiterhin rationale Entscheidungen treffen zu können, grundsätzlich und unwiderruflich aufhebt. Allerdings gibt es eine Fülle von Beispielen, in denen eine solche Entscheidung zweifellos bei klarem Verstand getroffen wurde.

Die Fassungslosigkeit, in die der vollzogene Suizid eines Bekannten, gar eines besonders nahestehenden Menschen versetzt, befördert den Impuls, jedenfalls einen vernünftigen Grund im Nachhinein zu finden, weshalb dieses schreckliche Ende sein musste. Eine psychische Erkrankung könnte das sein, bislang unbemerkt oder zumindest unzureichend behandelt, ein plötzliches Ereignis, das den Verstorbenen unvorbereitet traumatisiert, eine fürchterliche Entdeckung, die alle Aussicht auf ein glückliches Weiterleben zerstört haben mag.

»Man begeht selten Selbstmord aus Überlegung«, befand Albert Camus, obgleich diese Hypothese nicht ausgeschlossen sei. »Eine solche Tat bereitet sich in der Stille des Herzens vor, gerade so wie ein bedeutendes Werk. Der Mensch selbst weiß nichts davon.« Wenn in Zeitungsberichten von »heimlichem Gram« oder von »unheilbarer Krankheit« die Rede sei, wisse doch niemand, »ob nicht am selben Tage ein Freund mit dem Verzweifelten in einem gleichgültigen Ton gesprochen« habe. Der sei dann der Schuldige. »Denn das kann genügen, um allen bislang noch schwelenden Groll und allen Überdruss zu entfachen« (Camus 2000).

Der nach einem Suizidtod vorhandene Dunstschleier, der die realen Erwägungen des Betroffenen umgibt, Erwägungen unmittelbar vor dessen Tat, bleibt letztlich undurchdringlich, auch durch Spekulationen unauflösbar. Selbst bei dem, der zuvor wiederholt über seine Suizidabsichten gesprochen hatte, wird die Sache nicht unbedingt klarer. Waren die von ihm genannten Gründe für seine Erwägungen zuvor offenbar nicht ausreichend gewesen: Was hatte jetzt den letzten Anstoß zur Tat gegeben? War es die plötzliche Einsicht in die Unreparierbarkeit einer defekten Lebensgestaltung? War es die metaphysische Hoffnung auf ein freundlicher gesinntes Jenseits? Die Wut, die zu einer Art finaler Abrechnung trieb?

Erwin Ringel, der in Geist und Gestik großartige Promoter weltweit getätigter Suizidprävention nach dem Inferno des Zweiten Weltkriegs, benannte die bei allen Suizidgefährdeten vorhandene Einengung des Denkens, des Fühlens und des Urteilens (Ringel 1953). Eine Einengung, die unvermeidlich zu Fehlschlüssen führt – und zu überstürzten, unüberlegten Handlungen. Handlungen, die – wenn trotz allem Furor überlebt – im Nachhinein fast immer heftig bereut werden. Späte und Otto (2015) beschrieben dieses *präsuizidale Syndrom* als eine Art Trancezustand, in den der Suizidgefährdete hineingerät, eine »Tagestrance«, aus der er aus eigener Kraft oft nicht mehr herausfindet, sodass der suizidale Vollzug schließlich als unvermeidlich gesehen wird.

So treffend Ringels Beobachtung erscheint, ist eine derartige Einengung doch keineswegs spezifisch für Suizidalität. Man könnte sogar sagen: Sie ist ubiquitär, sei es beim Abschluss von Börsengeschäften oder im Zustand rasender Verliebtheit. Die meisten Handlungen im Leben werden nicht oder nicht nur aus nüchterner Überlegung getätigt, sondern sie folgen gleichermaßen emotionalen

Impulsen – ein Umstand, der wohl auf ewig den Menschen vom Roboter unterscheiden wird.

Diese Vermengung von Verstand und Gefühl im menschlichen Handeln stellt mitunter auch die Frage nach der Selbstbestimmtheit der dem Handeln, insbesondere dem suizidalen Handeln, zugrundeliegenden Entschlüsse. Versucht man, deren Wurzeln, Motive, Hintergründe zu analysieren, wird man mit Erschrecken feststellen, dass das Wenigste davon den Quellen bewusster Autonomie entspringt. Stattdessen sind es vielfältige Verpflichtungen, Gewohnheiten, individuelle Prägungen, Rücksichtnahmen auf andere, die unser Handeln bestimmen. Nach Aussagen der amerikanischen Philosophin und Ethikerin Margaret Battin wird die Vorstellung wahrer Autonomie am Lebensende in erster Linie durch die pure Anwesenheit des geliebten Nächsten unterlaufen (Henig 2013).

Freiheit liegt allenfalls in der allerletzten Entscheidung, den Schritt zu tun – oder ihn fürs Erste zu unterlassen. (Allenfalls – soweit die von Ringel beschriebene Einengung nicht jegliche freie Verantwortlichkeit für unser Handeln aufgehoben hat, infolge einer Extremsituation, in die wir geraten sind, einer Verwirrtheit oder einer schweren Psychose.)

Sigmund Freud kam zu der tiefenpsychologisch begründeten Überzeugung, dass sich niemand umbringt, der nicht einem anderen Menschen den Tod gewünscht habe. Der Psychoanalytiker Karl Menninger (1978) sah in jeder Suizidhandlung drei gleichzeitig vorhandene Motive: den Wunsch zu töten, den Wunsch, getötet zu werden, und den Wunsch zu sterben. Heinz Henseler (1974) hat, gleichfalls aus psychoanalytischer Perspektive, vier in fast allen Suizidhandlungen auffindbare Motive benannt. Es seien dies (1) der Wunsch zu sterben, (2) die Aggression auf andere, das Verlangen, sich für Erlittenes zu rächen, (3) die Sehnsucht nach Ruhe, nach einer Zäsur im Konflikt und (4) der Appell um Hilfe.

Diese vier Motive sind tatsächlich in nahezu jedem suizidalen Geschehen nachweisbar, wenn auch in unterschiedlicher Ausprägung und Gewichtung. Auch da, wo überschäumende Wut zum Suizidvollzug treibt, ist neben dem Wunsch, augenblicklich tot zu sein, auch ein Funke der Hoffnung auf einen rettenden Engel spürbar, der ein Innehalten, eine Hilfe bringen könnte.

Freilich wird man hier nicht von rational getroffenen *Erwägungen* sprechen können; es sind emotionale Impulse, vielfach sogar unbewusste, erst im Nachhinein im therapeutischen Gespräch ermittelbare. Selbst da, wo die Suizidabsicht einer klaren, nüchternen Überlegung eines nicht psychisch Kranken folgt, beispielsweise eines unheilbar Krebskranken, ohnehin dem Lebensende nahe, sind Emotionen und Irrationalität bei der letzten Entscheidung mit im Spiel. Auch wenn diesem letzten Entschluss als menschliches Vermächtnis grundsätzlich Respekt gebührt, könnte vermutlich kein einziger der durch Suizid Verstorbenen die Frage zweifelsfrei beantworten, welches Moment am Ende das ausschlaggebende war.

1.6 Epilog

Einer derjenigen, die sich erfolgreich darum bemüht haben, den Nebel, der den Suizid allenthalben umgibt, ein wenig zu lüften, ist der englische Schriftsteller Alfred Alvarez mit seinem Buch »Der grausame Gott« (1974) – angeregt durch den Suizid einer Freundin, der großen Dichterin Sylvia Plath. Am Ende der Schilderung seines eigenen Suizidversuchs, durch den er »erwachsen« geworden sei, schreibt Alvarez:

»Soziologen und Psychologen, die den Selbstmord als Krankheit definieren, setzen mich heute nicht weniger in Erstaunen als Katholiken und Moslems, die ihn als schwere Todsünde bezeichnen. Ich glaube, er steht ebenso sehr jenseits sozialer und psychischer Vorausberechnung wie jenseits der Moralgesetze. Er ist eine schreckliche, aber völlig natürliche Reaktion auf die gespannten, drückenden, unnatürlichen Zwangslagen, in die wir uns manchmal selber hineinmanövrieren.« Und einige Zeilen davor: »Nichts ist mehr so wie früher, seitdem ich an mir selbst, am eigenen Leib gespürt habe, dass der Tod das Ende ist, nicht mehr und nicht weniger.«

2 Zur Befindlichkeit suizidgefährdeter Menschen

2.1 Wahrnehmungen der Betroffenen

> *Einen Weiser seh ich stehen*
> *Unverrückt vor meinem Blick,*
> *Eine Straße muss ich gehen,*
> *die noch keiner ging zurück.*
>
> (»Der Wegweiser« aus dem Liederzyklus »Winterreise« von Franz Schubert nach Gedichten von Wilhelm Müller)

Wie fühlt sich ein Mensch, der den eigenen Suizid in Erwägung zieht, der ihn vielleicht plant, der kurz vor seiner Ausführung steht oder diese bereits eingeleitet, die Tabletten geschluckt, die Schlinge um den Hals gelegt hat? Nichts anderes als ein gewaltiger Sturm höchst unterschiedlicher nervlicher Erschütterungen ist vorstellbar, von wildester Verzweiflung bis hin zu einem Zustand stoischer, die Todesverfassung bereits vorwegnehmender Ruhe. Alles erscheint möglich zwischen zerstörerisch aufbrausender Wut und tiefer Resignation.

> *»Ich vegetiere nur noch vor mich hin. Das ist doch kein Leben mehr, das ist schon fast wie tot sein! Ich bin doch verloren. Nichts kann mir helfen! Ich will nicht sterben! Aber ich bin zu krank. Ich will nicht mehr. Dann wird's vorbei sein und erträglicher werden«*
> (Aus dem Tagebuch einer 23-jährigen Psychiatrie-Patientin vor ihrem Suizid).

Die im präsuizidalen Syndrom vorhandene *Trance* (Späte und Otto 2015) scheint dann oft geradezu überwunden und einer selbstbestimmten Sicherheit gewichen zu sein.

Charakteristisch für die meisten in unmittelbarer Suizidgefahr stehenden Menschen dürfte eine ganz spezielle emotionale Facette sein: die Ambivalenz (▶ Kap. 4.1). Das Schwanken zwischen dem einmal gefassten Entschluss und der bis zuletzt bestehenden Möglichkeit des *Zurück* – dieses Gefühl dominiert die Befindlichkeit in den allermeisten Fällen. Die Ambivalenz, dieses *eigentlich will ich nicht sterben*, lässt sich kaum leugnen, kaum mit grobem Willen überspielen. Bisweilen zeigt sie sich noch in der Ausführung der letalen Tat, ein letzter Versuch, schon im Fallen am Balkongitter sich festzukrallen, nach getrunkenem, lähmendem Gift den Telefonhörer mit der Hand zu ergreifen.

Und selbst wenn die Ambivalenz nach entschlossener Ausführung des nicht sogleich tödlichen Akts, nach geschluckter Tablettendosis, gezügelt und besänftigt ist, regt sich das quälende Gewissen, das aufleuchtende Bewusstsein, dass der Suizid niemals nur eine individuelle Tat ist, sondern immer auch andere betrifft, verletzt, erschüttert, möglicherweise ganz aus der Bahn wirft.

Das unmittelbar nahende Ende macht nicht froh, so sehr es auch herbeigesehnt worden sein mag. Es bleibt im Gefühl ein Makel, den nur der endgültige Bewusstseinsverlust schließlich tilgen kann. Und wird eine Suizidhandlung überlebt, drängt er sich quasi als erstes, jede andere Wahrnehmung überdeckend, gleich wieder auf.

2.2   Wahrnehmungen der anderen

Wer seinen Suizid über längere Zeit plant, bleibt tunlichst im Verborgenen. Menschen, die ihn kennen und mit ihm leben, sollen nichts von seinen Plänen erfahren; sie würden vermutlich alles unternehmen, um ein derartiges Vorhaben zu durchkreuzen. Sie würden ihn vielleicht sogar verurteilen, verachten, kaum aber Verständnis aufbringen. Und wenn, dann wäre das fast so, als hätten sie nur darauf gewartet, dass er aus ihrem Leben verschwindet.

Und doch teilt sich fast jeder, der durch Suizid stirbt, zuvor in irgendeiner Weise mit. Sei es durch verbale Andeutungen – dass sich die eine oder andere Investition nicht mehr lohne für die Restlebenszeit, dass es auf ihn ohnehin nicht mehr ankomme, dass das Leben nichts sei als ein müßiger Zeitvertreib, letztlich ohne Sinn. Oder auch umgekehrt: dass im Jenseits jemand auf ihn warte. Oder durch Aktionen wie die, die bislang stets vernachlässigten Schubladen mit persönlichen Papieren aufzuräumen, für die Weiterlebenden potenziell wichtige Dokumente zusammenzustellen, griffbereit. Oder durch spürbare Veränderungen im Tagesrhythmus, der Alltagsgewohnheiten, ein Nachlassen in der bislang geübten Disziplin. Fast immer fällt den anderen ein Sich-Zurückziehen auf – und sei es erst im Nachhinein, im Rückbesinnen.

Viele sprechen vor ihrem Suizid mit einem Arzt, nach Möglichkeit mit dem Hausarzt, einem Vertrauten, den sie wegen einer scheinbaren Bagatelle konsultieren, vielleicht um eine ohnehin nutzlose Verschreibung zu erneuern. Auch dort deuten sie etwas an, ohne konkret die Absicht zu nennen. Oder sie sprechen diese aus, um solche Gedanken sogleich ins Lächerliche zu ziehen, als hätten sie nur einen Scherz gemacht. Sie wollen sich, einem starken Impuls folgend, sehr dringend mitteilen. Doch das soll ohne Konsequenzen für sie bleiben.

Dem Arzt mag die veränderte Stimmung auffallen, beim Sprechen die depressive Tonlage. Runzelt er die Stirn und spricht an, was ihm auffällt, erfolgt augenblicklich der Rückzug, ein Bagatellisieren alles Gesagten. Und so bleibt nichts als ein Unbehagen im Raum zurück.

Ist eine Suizidhandlung vollzogen, ist das Entsetzen der anderen allerdings groß. Der emotionale Aufruhr ist unvermeidlich: der Schock, die Hilflosigkeit in einer scheinbar absolut unvorhersehbaren Situation, die Wut auf den, der sich ohne Abschied davonzustehlen sucht, der Schreck über denkbar eigenes Versagen, nichts gemerkt, nichts rechtzeitig unternommen zu haben. Es sind Gefühle, die bis zum Hass (Bärfuss 2016) sich steigern können.

Ist Rettung noch möglich, an zuständiger Stelle bereits eingeleitet, auf der Notfallstation, im Krankenhaus, kommt hinzu die Unsicherheit, wie es denn weitergehen soll, wie es möglich sein wird, mit einem, der sich davonmachen wollte, das Leben wieder aufzunehmen, es künftig wieder mit ihm zu teilen. Hier können die Ärzte äußerst hilfreich sein mit ihren wissenschaftlichen Diagnosen und therapeutischen Anweisungen für die Zukunft. Die Suizidhandlung wird dadurch quasi objektiviert, ein Geschehen wie eine Krankheit, auf das niemand letztlich entscheidend Einfluss nehmen konnte, für das folglich auch niemand wirklich verantwortlich ist.

Ist jedoch der Tod die Folge, mischt sich nach anfänglicher Erstarrung in alles Gefühlsgemenge die Trauer. Sie kann über Monate und Jahre anhalten, Hinterbliebene nachhaltig aus der Bahn werfen und bisweilen, insbesondere bei Kindern, lebenslang Spuren hinterlassen.

Die Wiener Journalistin Saskia Jungnikl beschreibt in unvergleichlicher Transparenz und Intensität die verheerenden Folgen des Suizids ihres einst so sehr geliebten und bewunderten Vaters: »Die Gefühle nach dem Tod meines Vaters kann ich gar nicht mehr alle benennen. Da ist Angst, auch Zweifel, Schuld, Trauer, Sehnsucht, Verwirrung und über allem das Gefühl, furchtbar vor den Kopf gestoßen worden zu sein« (Jungnikl 2014). Sie schildert sechs Jahre nach dem Tag, an dem der am meisten geliebte, bewunderte Mensch »zu meinem schlimmsten Feind geworden ist«, in beispielloser Offenheit alles, was dieser Tod in ihr, in der engsten Familie, im Kreis der Verwandten und Freunde ausgelöst, verändert, zerstört, vernichtet und sie selbst zeitweise an den Rand der Lebensfähigkeit gebracht hat. »Der Tod ist in unserer Familie nie wieder nur ein Tod. Zu viel hängt schon daran«, muss die Autorin konstatieren. »Was ist, wenn mir so etwas Schmerzhaftes wieder passiert? Was ist, wenn ich es nicht noch einmal ertrage? Irgendetwas ist in mir aus dem Gleichgewicht geraten, und ich glaube, egal, wie es besser wird, es wird nie wieder gut.«

Die Phantasie, aus dem Leben zu scheiden, ohne solche Spuren zu hinterlassen, ist in unserer heutigen Gesellschaft eine Absurdität. Der Suizid ist niemals nur ein individueller Akt, stets hat er soziale Konsequenzen. Das Trauma, das er bei anderen setzt, lässt sich nicht aufrechnen gegen die eigene Traumatisierung, die den Hintergrund für den Suizidentschluss abgegeben haben mag.

Und dennoch geschehen Suizide – Tag für Tag, Jahr für Jahr, in unbegreiflichen Dimensionen. Der Suizid sei »ein ordinärer Tod, verbreitet wie Kurzsichtigkeit« heißt es im Roman von Lukas Bärfuss (2016) über das selbstgegebene Ende seines Halbbruders. Danach habe er mit Verwunderung festgestellt, dass er mehr Freunde kannte, die einen Verwandten auf diese Art verloren hatten, als er es sich zuvor je hatte vorstellen können.

2.3 Suizidale Befindlichkeiten bei Nick Hornby

In seinem 2005 erschienenen, viel gelesenen und inzwischen auch verfilmten Roman *A Long Way Down* beschreibt der britische Kultautor Nick Hornby Befindlichkeit und Handeln von vier Menschen, die sich unabhängig voneinander in einer Silvesternacht von einem Londoner Hochhaus stürzen wollen, einem bekannten *Hot Spot* für gelingenden Suizid. Das zufällige Zusammentreffen der Vier zu fast gleicher Zeit auf dem Hochhausdach hindert die Ausführung der beabsichtigten Tat und führt zu menschlichen Begegnungen, die das ganze Spektrum suizidaler Befindlichkeit aufscheinen lassen.

Die Beweggründe dieser vier Menschen zum geplanten Suizid sind so unterschiedlich wie ihre Charaktere. Ein gut vierzigjähriger, eitler Fernsehmoderator, Martin, bekannt wie ein bunter Hund, der über die Sexaffäre mit einer Minderjährigen nicht nur Frau, Kinder, aktuelle Freundin und alle Karriereaussichten verloren hat, sondern der zudem der Gnadenlosigkeit des öffentlichen Prangers ausgesetzt ist. Die einundfünfzigjährige Maureen, der vom Leben nichts geblieben ist, als seit achtzehn Jahren ihren einzigen, schwerstbehinderten Sohn zu pflegen, mit dem jede Kommunikation zudem absolut unmöglich ist. Jess, die achtzehnjährige Tochter eines Karrierediplomaten, drogensüchtig, hoch intelligent und zugleich so ausgeflippt, dass es ihr gelingt, in kürzester Zeit jede sich anbahnende Beziehung radikal zu torpedieren. Schließlich der derzeitige Pizza-Austräger John Julius, genannt JJ, einunddreißig Jahre alt, der wegen seiner bereits wieder abhanden gekommenen englischen Freundin als Amerikaner nach London gezogen, als Pop-Musiker an seinen Ambitionen inzwischen auf ganzer Linie gescheitert ist. Als der Sensibelste von allen erweist er sich im weiteren Verlauf am effektivsten in Sachen Suizidprävention.

Der Roman besteht ausschließlich aus Berichten, mit denen sich die Vier in unregelmäßiger Reihenfolge an ein imaginäres Publikum wenden, an den Leser. Dieser weiß somit von vornherein, dass die geplanten tödlichen Sprünge nicht stattfinden, dass alle – zumindest vorläufig – überleben. Ein Happy End allerdings gibt es nicht. Die zufällig getroffene Gemeinschaft erweist sich als Rettungsanker – eher widerwillig als freudestrahlend akzeptiert.

Wie waren die Empfindungen der zum Suizid Entschlossenen auf dem Dach?

> JJ: »*Genauso fühlt es sich an. Als würde ich an einer Krankheit sterben, die alles Blut in den Adern austrocknen lässt und den ganzen Elan und alles, was einem das Gefühl gibt, am Leben zu sein […[Ich fühl mich einfach leer und frustriert […] Man könnte auch sagen, ich wollte mich umbringen, weil ich nicht berühmt war […] Wenn du weißt, dass du gut bist, dann denkst du, das muss reichen […] und wenn nicht, dann … Das Problem meiner Generation ist, dass wir uns alle für Genies halten […] Wir müssen etwas darstellen*«

Sein Leben, meint der verhinderte Pop-Musik-Star, habe ihm nicht erlaubt, der Mensch zu sein, für den er sich hielt.

> »*Es erlaubte mir nicht mal den aufrechten Gang. Es kam mir vor, als ginge ich durch einen Tunnel, der enger und enger wurde, dunkler und dunkler […] Ich musste mich total klein machen, und vor mir war eine Felswand*«

Der sich verengende Tunnel, an dessen Ende das Licht immer kleiner wird, erscheint als erlebtes Symbol in vielen Berichten von suizidalen Menschen – mit dem Vollzug des Suizids als einzig möglichem Ausgang. JJ sagt, er habe sich umbringen wollen, nicht, weil er das Leben hasste, sondern, im Gegenteil, weil er es liebte.

> »*Ich glaube, in Wahrheit empfinden viele Menschen, die an Selbstmord denken, genauso [...] Sie lieben das Leben, aber ihres ist total im Arsch [...] Wir haben oben auf dem Dach gestanden, weil wir keinen Weg zurück ins Leben fanden, und so vom Leben ausgeschlossen zu sein, [...] das macht einen einfach fertig. Also eher Verzweiflung als ein Akt des Nihilismus. Es ist der Gnadentod, nicht Mord*«

Der Teenager Jess sagt von sich:

> »*Die Leute haben irgendwann von mir die Schnauze voll [...] Ich begriff plötzlich, dass es mit Abstand das Beste wäre, mein Leben nicht unnötig in die Länge zu ziehen [...] In dem Moment konnte ich die ganze Last spüren – die Bürde der Einsamkeit, von allem, was schiefgelaufen war. Ich kam mir heldenhaft vor, die letzten Stockwerke bis zum Dach des Gebäudes hochzusteigen und diese Last mit mir zu schleppen. Runterspringen schien mir die einzige Möglichkeit, sie loszuwerden [...] Ich kam mir so beladen vor, dass ich mir sicher war, ich würde in null Komma nichts unten aufschlagen.*«

Martin, der gescheiterte Fernsehmoderator, will sich nach seinen Erfahrungen im Gefängnis nicht herauszureden versuchen.

> »*Ich habe mein Leben im Klo runtergespült [...] Ich hab's vergeigt. Ich find mich selbst so mies, dass ich sterben möchte [...] Es ist das öffentliche Aufsehen. Die Demütigung. Die Freude an der Demütigung [...] Ich hab keinen Spielraum mehr. Ich kann weder vor noch zurück*«

Das Scheitern eines in der Öffentlichkeit allseits bekannten Menschen, eines Prominenten, ist – wie an dieser Stelle überdeutlich wird – in besonderer Weise mit Suizidgefährdung verbunden. Zu den Folgen des Versagens gesellt sich hier die Scham über die in aller Öffentlichkeit erlebte Demütigung.

Bei aller Gegensätzlichkeit der Charaktere wird die Selbstentwertung in ganz ähnlicher Weise von dem Teenager Jess erlebt, der jedermann so auf die Nerven geht, dass sich alle über kurz oder lang von ihm abwenden. Hinter diesem infantil und egozentrisch wirkenden Verhalten verbirgt sich wie auch in der von spöttischer Selbstironie durchtränkten Redeweise eine abgrundtiefe Selbstunsicherheit – wie sie so viele suizidgefährdete Menschen charakterisiert.

Zu Beginn des Romans sitzt Martin auf dem Rand des Hochhausdachs, nachdem er das dort angebrachte Sicherheitsgitter überstiegen hatte, betrinkt sich und raucht.

> »*Der Sims gab Sicherheit. Dort gab es keine Erniedrigung und keine Scham [...] Ich war nicht einmal besonders traurig. Ich kam mir nur sehr dumm vor, und ich war sehr wütend [...] Der Schluss zu dem ich [...] kam, war, dass ich besser tot dran wäre und dass mich niemand vermissen oder betrauern würde, wenn ich tot wäre*«

Er ist von allen derjenige, der sich am meisten Gedanken über die sozialen Folgen eines Suizids, dessen Wirkung auf andere macht. Er meint, eine bittere Wahrheit entdeckt zu haben:

2.3 Suizidale Befindlichkeiten bei Nick Hornby

> »Ob es klappt oder nicht, es ist beides gleich verletzend, und wenn nicht, macht es andere noch wütender, weil die Trauer fehlt, die den Zorn abmildern würde [...] Im Bericht der Coronors[8] steht fast immer dasselbe: Man geht von einer Kurzschlusshandlung aus. Und dann liest man die Geschichte von dem armen Schwein: Seine Frau schlief mit seinem besten Freund, er hatte seinen Arbeitsplatz verloren, seine Tochter war wenige Monate zuvor bei einem Verkehrsunfall ums Leben gekommen [...] Ich würde sagen, er ist zum richtigen Schluss gekommen. Es kommt schlimmer und schlimmer und schlimmer, bis man es nicht mehr ertragen kann.«

Durch die unerwartete Begegnung mit den anderen drei Suizidwilligen auf dem Hochhausdach wird der alleinstehenden Maureen bewusst, dass sie seit zwanzig Jahren kaum den Mund aufgemacht, kaum zu irgendeinem Menschen irgendetwas Belangvolles gesagt hatte.

> »Wenn man die harmlosesten Sachen über sich nicht sagen kann, nur weil sie dann denken müssen, man würde an ihr Mitgefühl appellieren. Ich denke, deswegen fühlte man sich am Schluss den anderen so fern: Was immer man ihnen erzählen könnte, es würde bloß dazu führen, dass es unangenehm für sie war [...]
> Es machte einen schon ein klein bisschen verrückt, ein Leben wie ich zu führen [...] Man muss schon ein bisschen verrückt sein, um vom Hochhaus springen zu wollen. Man muss auch ein bisschen verrückt sein, um es sich anders zu überlegen [...] Als ich dann Menschen traf, mit denen ich reden konnte, war ich glücklich, reden zu können, anstatt zu springen [...] Ich hatte gedacht, ich wäre zum Runterspringen hingegangen, aber trotzdem blieb es beim Schwatzen.«

Die hier gegebene Andeutung der zuvor vereinsamten Maureen über die Intervention, die vom Suizid abhält, weitet sich im Verlauf der Berichte zu einem Interaktionsgeflecht aus, das nach und nach bei allen beteiligten Personen Bewusstsein und Befindlichkeit verändert.

> Martin: »Wir mögen nicht direkt darauf aufgebaut haben, dass uns jemand retten würde, aber sobald wir uns da oben über den Weg liefen, bestand eindeutig der gemeinsame Wunsch – ein in erster Linie von einem Gefühl der Beschämung bestimmter Wunsch – die ganze Idee zu den Akten zu legen, zumindest für diese Nacht [...] Der Wortwechsel hatte mich abgelenkt, mich wieder in die Welt zurückgeholt [...] Die Sache mit Jess [...] wirklich eine Farce, reine Zeit- und Energieverschwendung, eine Banalität am Rande; aber sie nahm uns in Anspruch, sie holte uns vom Dach runter.«
> JJ: »Selbstmord können die meisten Menschen verstehen [...] Sterben zu wollen scheint zum Leben zu gehören [...] Die Wahrheit war, dass ich mich nicht wie ein Sterbender fühlte; ich fühlte mich wie ein Mann, der hin und wieder sterben wollte. Da besteht ein Unterschied. Ein Mann, der sterben will, ist wütend und voller Lebenskraft und verzweifelt und angeödet und ausgepumpt [...] Er legt sich mit jedem an und möchte sich zu einer Kugel zusammenrollen und irgendwo im Schrank verstecken.«

Von erheblicher Bedeutung für den Entschluss, das Leben trotz allem dauerhaft wiederaufzunehmen, war in Hornbys Roman ein Ereignis gut sechs Wochen später. Die Vier hatten noch in der Silvesternacht eine Verabredung getroffen, sich am Valentinstag an gleicher Stelle wieder einzufinden, bis dahin aber auf jeden Fall durchzuhalten. Dort auf dem Dach erneut angekommen, wurden sie unfreiwillig Zeugen, wie ein fremder Mann sich tatsächlich vor ihren Augen in den Tod stürzte.

---

8 Ermittlungsbeamte zur Klärung von Todesfällen

Martin: »*Dass dieser Typ gesprungen war, löste bei uns allen tiefgreifende und zunächst vielleicht widersprüchliche Reaktionen aus. Erstens begriffen wir durch ihn, dass wir nicht fähig waren, uns umzubringen. Und zweitens ließ uns diese Erkenntnis wieder an Selbstmord denken [...] Ich bin zu dem Entschluss gekommen, dass wir es nicht ernst meinen. Das haben wir nie getan. Wir waren kürzer davor als manch einer, aber nicht annähernd so kurz wie ein anderer. Und deswegen sind wir in einer Sackgasse angekommen.*«

Ähnlich empfand es Maureen:

»*Als ich den Mann springen sah, begriff ich, dass ich Silvester nicht dazu bereit gewesen war. Ich war bereit gewesen, die Vorbereitungen dazu zu treffen, weil das eine Beschäftigung gegeben hatte – ich konnte mich auf Silvester freuen, wenn auch auf eine seltsame Art [...] Dieser arme David hatte nicht mit uns reden wollen. Er war zum Springen gekommen, nicht zum Schwatzen.*«
Jess: »*Ich begriff plötzlich, dass ich in größeren Schwierigkeiten steckte, als ich geglaubt hatte. Das hört sich blöd an, wenn man bedenkt, dass ich vorgehabt hatte, mich umzubringen, aber das war alles nicht ernst gemeint gewesen, und wenn ich gesprungen wäre, wäre das auch nicht ernst gemeint gewesen.*«

Wie wenig ein Suizidversuch oder eine bloße Suizidabsicht zur Lösung bestehender Lebensprobleme beitragen kann, wird JJ bewusst:

»*Wenn man einmal aufhört, sich vorzumachen, es wäre alles Scheiße und man könne es kaum abwarten, es hinter sich zu bringen, wie ich es mir eine ganze Weile eingeredet hatte, tut es eher noch mehr als weniger weh. Sich einzureden, das Leben wäre Scheiße, ist wie ein Schmerzmittel, und wenn man das absetzt, spürt man es erst richtig, was und wo es weh tut, und solche Schmerzen tut sich niemand freiwillig an.*«

Als der Amerikaner die sozial isolierte Maureen auf einem gemeinsamen Gang unvermittelt fragt, was denn nötig wäre, um ihren Suizidentschluss zu ändern, weiß sie keine Antwort. Erst als er insistiert, sie solle einmal ihre Wünsche wie im Märchen einer höheren Instanz gegenüber formulieren, besinnt sie sich auf das, was ihr tatsächlich am dringendsten fehlt. Sich der eigenen Bedürfnisse überhaupt einmal bewusst zu werden, führt danach zu einer realen Wende in ihrem Alltag.

Unter Bezugnahme auf Aaron Beck konstatiert JJ am Ende:

»*Dieser Suizidologe wusste, wovon er sprach. Die Dinge ändern sich. Sie hatten sich nicht besonders schnell geändert, sie hatten sich auch nicht besonders drastisch geändert, und vielleicht hatten wir nicht einmal besonders viel dafür getan, dass sie sich änderten. In meinem Fall hatten sie sich noch nicht einmal zum Besseren geändert.*«

2.4 Realität und Wahrnehmung im therapeutischen Setting

Romane dienen der Unterhaltung, nicht der Wissenschaft. Sie sind gefilterte Erfahrung. Das Produkt steht in direkter Abhängigkeit von der Qualität des Filters und unterscheidet sich deshalb notwendigerweise von der Realität. Dem

Autor Nick Hornby scheint es allerdings in diesem Roman gelungen zu sein, ein Szenarium zu schaffen, als sei es unmittelbar der Realität entsprungen. In solchem Fall hat es die Fiktion mitunter leichter, ein Stück der Wirklichkeit zu erhaschen, als es dem Therapeuten in der direkten Begegnung mit suizidalen Patienten möglich ist.

Suizidalität gilt als psychiatrischer Notfall. Ein großer Teil derer, die außerhalb des üblichen Zuweisungsverfahrens in die nervenärztlichen Notfallambulanzen kommen oder eingeliefert werden, oft in Begleitung der Polizei, haben zuvor gedroht oder auf andere Weise kenntlich gemacht, dass sie sich umbringen wollen. Zu klären, wie fundiert die Suizidankündigung ist, wie nachhaltig, ob etwa die Folge einer psychiatrischen Erkrankung, ist dann Sache des Psychiaters.

Steht eine psychiatrische Krankheit im Vordergrund, beispielsweise eine Psychose, eine Suchterkrankung oder eine Depression, mutiert die Suizidalität sogleich lediglich zu deren Teilaspekt, wird zum bloßen Symptom und – gemeinsam mit anderen Symptomen – Anlass zur Einleitung einer angemessenen Therapie. Zeigt sich hingegen ein drängender, unbewältigter Konflikt eines ansonsten psychisch Gesunden als Auslöser der Suizidalität, ist eine sofortige verbale Intervention erforderlich, um vorschnellen, unüberlegten Handlungen zuvorzukommen, die rasch ein Leben beenden können.

Die immer wieder einmal auftauchende Frage, wie *ernst* die geäußerte Suizidabsicht gemeint ist, sollte am besten gar nicht gestellt werden. Jeder Suizidimpuls birgt ein Stück Lebensgefahr. So wie der Teenager Jess in Hornbys Roman sagt, auch wenn sie vom Hochhaus gesprungen wäre, wäre das nicht ernst gemeint gewesen.

Sicherlich gibt es Situationen, in denen die Suizidäußerung lediglich dazu dient, auf schnellstem und einfachstem Weg, vielleicht in den Nachtstunden, einen kompetenten Arzt zu erreichen, nur um sofort einen Gesprächspartner zu haben oder ein Medikament zur Beruhigung des aufgebrachten Gemüts zu bekommen. Ebenso oft aber wird es Situationen geben, in denen gegenüber dem Arzt der zuvor äußerst reale Suizidentschluss bagatellisiert wird, beispielsweise um die Einweisung in die geschützte Abteilung eines psychiatrischen Krankenhauses unbedingt zu vermeiden.

Was Realität, was in den vorausgegangenen Stunden wirklich passiert ist, lässt sich oft nur schwer ergründen. Suizidalität ist objektiv nicht messbar wie die Körpertemperatur. Auch psychometrische Skalen, immer wieder einmal entwickelt und propagiert, sind zur Suizidprognose durchweg wenig geeignet. Das Einzige, was dem Therapeuten als Gradmesser der Suizidalität zur Verfügung steht, ist seine Empathie. Lässt sich der suizidale Gefährdungsgrad nicht objektivieren, bleibt dem Psychiater allein, die Absprachefähigkeit seines Patienten zu beurteilen. Wird sich dieser, wenn der Suizidimpuls überhandnimmt, rechtzeitig an einen Mitarbeiter der Praxis, der Klinik wenden? Ist er noch in der Lage, sich an vereinbarte Regeln zu halten? Vertrauen oder Kontrolle – was sollte konkret dominieren? Nicht immer wird die getroffene Entscheidung sich am Ende als die richtige erweisen.

Die Fähigkeit und Bereitschaft, sich in die Befindlichkeit eines Patienten einzufühlen, ist für jeden Arzt der Schlüssel zu sicherer Diagnostik und Therapie. Als Therapeut sich selbst in der eigenen Reaktion auf den Patienten wahrzunehmen, liefert ihm eine Art Abdruck, eine differenzierte Kopie der realen Befindlichkeit des Patienten. Je besser es ihm gelingt, alle vorgefassten Meinungen, jedes Vorurteil, jede vermeintliche Sicherheit, den richtigen diagnostischen Pfad schon gefunden zu haben, abzustreifen und hinter sich zu lassen, umso genauer und schärfer wird das gewonnene Bild sein.

Zugleich weiß jeder, der mit suizidalen Menschen konfrontiert ist, dass er sich irren kann.

Finale Bilanz

Eine hochbetagte, durch ein rheumatologisches Leiden schwer behinderte Frau hatte ihre Selbstvergiftung nur knapp überlebt. Auf Gespräche wollte sie sich in der Klinik zunächst überhaupt nicht einlassen. Als es dann doch nach und nach dazu kam, raunte sie: »Wenn Sie wüssten, welch dunkle Gedanken ich habe«. Einst finanziell gut situiert stand sie jetzt vor der Entscheidung, ihr schönes altes Haus, in dem sie wohnte, zu verkaufen, um die Vollzeitpflege, auf die sie angewiesen war, weiter bezahlen zu können. Allerdings hatte sie zuvor dieses Haus ihren Enkeln als Erbe versprochen. Eine Lösung des so entstandenen Konflikts sah sie allein in der Möglichkeit, rasch und endgültig aus dem Leben zu scheiden. Geistig absolut klar und ohne Hinweis auf eine einengende psychische Erkrankung musste ihrem Wunsch nach rascher Entlassung trotz des noch ungelösten Konflikts alsbald entsprochen werden.

Da sie sich körperlich nur mit Hilfe ihrer Pflegerin bewegen konnte, erfolgte ein Angebot, zum weiteren Krisengespräch sie in ihrem Haus aufzusuchen, falls sie das wünschte. Sie rief an. Es folgte ein langes abendliches Gespräch, in dem sie eine Art Lebensbeichte ablegte, die ihre aktuelle Situation erhellte. Als lebensfrohe junge Frau hatte sie im Berlin der 1920er Jahre ein bewusst eigenständiges Leben geführt, ohne besondere Rücksichtnahme auf ihre Familie. Der älteste Sohn, ihr Liebling, war im Zweiten Weltkrieg gefallen, was sie nie hatte verwinden können. Von ihrem inzwischen verstorbenen Mann hatte sie sich irgendwann getrennt. Mit ihren Töchtern lebte sie im ständigen Streit. Das Versprechen des Erbes an die Enkel jetzt im fortgeschrittenen Alter aus Eigennutz nicht einzuhalten, besiegelte – so sah sie es – den alten Vorwurf ihrer Töchter, sie sei eben doch nur eine egoistische »Rabenmutter«.

Am Ende ihres langen Berichts wirkte sie erleichtert, beinahe fröhlich. Auf das Angebot weiterer Gespräche, um in ihrem Konflikt vielleicht doch noch eine für alle annehmbare Lösung zu finden, reagierte sie dankbar. Wenige Tage später aber war sie bereits tot. Sie hatte an einem der folgenden Abende ihre Pflegerin fortgeschickt und sich trotz ihrer Behinderungen aus dem Haus auf die Straße geschleppt, hatte sich dort vor eine vorbeifahrende Straßenbahn geworfen.

Das scheinbar die Patientin entlastende Gespräch war aus ihrer Sicht offenbar lediglich die notwendige Lebensbeichte gewesen, um danach umso leichter aus dem Leben scheiden zu können. War der Entschluss zum letztlich vollzogenen Suizid unter den geschilderten Umständen zwingend? Keinesfalls. Hätte man sie mit allen Mitteln vor diesem Ende bewahren müssen? Oder war ihre Entscheidung letztlich zu respektieren?

Auch Erwin Ringel konstatierte mit zunehmendem Alter, »dass es trotz all unserer verbesserten therapeutischen Möglichkeiten Menschen gibt, denen wir mit unseren Bemühungen eine positive Beziehung zum Leben nicht zu vermitteln vermögen [...] Dort, meiner Meinung nach, erlischt das Recht der Selbstmordverhütung, sie hat nicht den Zweck, mit Gewalt einen Menschen am Leben zu erhalten, zur verzweifelten, egoistischen ›Genugtuung‹ des ›Retters‹« (1986).

Ein suizidaler Aufruhr

Die zweiundzwanzig Jahre alte Frau hatte wegen ihrer seit neun Jahren bestehenden schweren Essstörung schon zahlreiche therapeutische Institutionen kontaktiert. Wegen des sich dramatisch verschlechternden körperlichen Gesundheitszustands war sie aus einer psychotherapeutischen Fachklinik in die Medizinische Akutklinik verlegt und dort auch weiter psychotherapeutisch behandelt worden. Nach vielen Wochen zeichnete sich eine Besserung ab. Die intellektuell hochbegabte, einerseits selbstbewusste, anderseits in vielen Aspekten kindlich gebliebene Frau hatte Vertrauen gefasst.

Wegen einer als dominant und ständig übergriffig geschilderten Mutter, einer Verwaltungsbeamtin, und des älteren, meist abwesenden, als distanziert betrachtetem Vater, einem ehemaligen Bankmanager, wurde nach einiger Zeit eine Familientherapie begonnen. Erstmals erlebte die Patientin, ein Einzelkind, eine gewisse Nähe zu ihrem Vater. Nachdem sich in vier Sitzungen bereits ein besseres gegenseitiges Verständnis und eine Wiederannäherung aller Beteiligten abgezeichnet hatte, wurde das Begonnene jäh unterbrochen: Der Vater verstarb vor dem folgenden Termin plötzlich an einem akut aufgetretenen Herzinfarkt.

Die junge Frau geriet darüber in einen Zustand suizidaler Raserei. Sie allein sei schuld am Tod des Vaters. Sie schluckte sämtliche Schlaftabletten der Mutter, war danach selbst auf der Intensivstation nicht im Bett zu halten, tauchte mehrfach im Stationsbüro auf, um den Medikamentenschrank zu plündern, suchte sich ersatzweise mit dem zum Einreiben der Haut vorgehaltenen Spiritus aus dem Medizinschrank im Krankenzimmer zu vergiften, floh mehrfach durchs Treppenhaus ins Freie, musste gesucht und schließlich im Klinikgelände wieder eingefangen werden.

Durch Ansprachen war sie absolut nicht mehr erreichbar, schrie und tobte, sie sei fest entschlossen, sich jetzt endgültig umzubringen. Für mehrere Tage musste sie auf einer geschlossenen Station in der benachbarten psychiatrischen Klinik untergebracht werden, bis sie bei aller bleibenden Trauer allmählich wieder zu sich fand, ihren Schmerz mit großen Mengen Alkohol betäubend.

Knapp zwei Jahrzehnte später schreibt sie:

Mit etwas über zwanzig Jahren verlor ich plötzlich meinen Vater. Mit ihm hatte mich zwar ein enges inneres Band verbunden; aufgrund meiner dominan-

ten Mutter war das Verhältnis jedoch ein eher distanziertes gewesen. Eine Annäherung erfolgte erst während meines stationären Klinikaufenthalts. Die dortigen Ärzte versuchten, den Einfluss meiner Mutter einzudämmen und dafür den Kontakt mit meinem Vater zu intensivieren. Genau in dieser Phase der langsamen Annäherung, kombiniert mit meiner noch sehr angeschlagenen Psyche und einem schlechten körperlichen Zustand, kam die Nachricht vom Herzinfarkt meines Vaters und seinem Koma.

Drei Tage verbrachte ich bei ihm auf der Intensivstation. Als die Geräte anschlugen und mir klar wurde, dass er nun verstorben war, brach alles in mir zusammen. Ich fühlte mich wie ein Kind, allein gelassen – allein in einem Leben, dass ich mir plötzlich nicht mehr zutraute zu leben. Ich war wieder gefühlte fünf Jahre alt und keine zwanzig. Es wären vielleicht Menschen dagewesen, die mich aufgefangen hätten, Trost gespendet, ja, die mir wieder Licht gezeigt hätten. Aber ich hatte alle Hoffnung verloren. Und so entstand der Entschluss, allein »im Wald« zu bleiben, einem dichten, dunklen Wald, voller Gefahren und Geräusche, in dem man kein Licht mehr sieht, hungrig und durstig ist, voller Angst. Wo man zwischen Bäumen umherirrt, stolpert, stürzt, übermüdet schlussendlich keine Hoffnung mehr aufbringen kann, die Hoffnung, dass von irgendwoher eine Mutter oder ein Vater kommt, um zu schützen, um Trost zu spenden. Niemand vernimmt den Schrei nach Trost, nach Beruhigung, niemand der sagt, dass das Kind keine Angst mehr haben muss, dass alles gut wird. Und das Kind gibt auf!

Das alles liegt nun bereits fast zwanzig Jahre zurück. Hat sich an der Situation seither etwas verbessert? Ich arbeite, pflege meine Freundschaften, bin ehrenamtlich tätig und im Beruf recht erfolgreich. Das ist die eine Seite.

Auf der anderen Seite steht noch immer die Kleine, die Verzweifelte, das Kind, das jeden Abend nach Feierabend versucht, ein Erwachsenenleben zu führen, für das es sich absolut nicht reif genug fühlt. Dieses Kind frisst die Angst in sich hinein – und kotzt sie wieder raus! Tag um Tag, Jahr um Jahr. Die Folgen sind neue Angst, neue Einsamkeit. Dann steht es wieder allein im Wald, allein im Dunkel, allein den Gefahren ausgesetzt. Ratlos, ängstlich, hilflos, verzweifelt. So gab es auch in der Zwischenzeit immer wieder Situationen, in welchen das Kind einfach nicht mehr kämpfen, die Einsamkeit und die Angst nicht mehr spüren wollte – und zu Tabletten griff. Voraussehbar sind solche Momente nicht. Von einer Stabilität kann man derzeit also leider nicht sprechen. Dennoch bin ich – wie man so sagt – guter Dinge, dass sich eines Tages alles zum Positiven wenden wird.

Nicht immer gelingt es, eine derart das Leben beeinträchtigende Störung zu überwinden und in ein dauerhaft gesundes Dasein hineinzufinden. Nicht immer ist der suizidale Impuls ein vorübergehendes, situationsbedingtes Vorkommnis, das mit der Wiederaufnahme des Alltags sehr schnell oder doch zumindest nach und nach in Vergessenheit gerät. Und nicht immer trägt die angebotene Hilfe dazu bei, die Betroffenen zu wappnen, sie resistent gegen die Zufälle im menschlichen Dasein zu machen, den Unbilden, auch den dramatischen Ereignissen zu trotzen wie dem Tod eines geliebten, aber niemals wirklich erreichten Menschen.

Therapeutische Blockade

Die Sechzehnjährige hatte es geschafft, so ziemlich alles Unglück der Welt auf sich zu ziehen: ein zartes, äußerlich attraktives Wesen mit dem Blick verstörter Ratlosigkeit. Ein erster Freund hatte sie geschwängert, vor wenigen Monaten war das Baby zur Welt gekommen und wollte versorgt sein. Ihre Eltern aber hatten sie schon zuvor vor die Tür gesetzt; deshalb lebte sie in einem äußerst primitiven Zimmer zusammen mit einem Mann, der sie nicht nur sexuell drangsalierte, sondern auch regelmäßig schlug – und im Suff auch das Kind verhaute, wenn es schrie. Als Lehrling in einer Apotheke hatte sie, weil der neue Freund ihr Gehalt regelmäßig in Alkohol umsetzte und sie die Nahrung für das Kind nicht mehr bezahlen konnte, in die Kasse gegriffen mit der Folge sofortiger Kündigung und Strafanzeige bei der Polizei. Da hatte sie eine ganze Packung Schlaftabletten genommen, um endgültig mit allem Schluss zu machen. Aber es hatte nicht gereicht, sie hatte sich anscheinend in der Dosis verschätzt.

Eine Klärung ihrer verfahrenen Lebenssituation gelang in den mit mir geführten Gesprächen nicht einmal im Ansatz. Unerfahren, wie ich war, machte ich allerlei Vorschläge, was sie ändern, was sie unternehmen könne, um die vielen Probleme zu lösen, um weiterzuleben. Dabei war ich so ratlos wie sie. Von Mal zu Mal, von Gespräch zu Gespräch, steigerte sich ihre Resignation. Es bleibe ihr doch nichts, als am Bahnhof vor einen Zug zu springen, als sich von einem der Hochhäuser zu stürzen.

Ich versuchte, ihr Mut zuzusprechen, sie von solch einer finalen Tat abzubringen. Allein, ihre Ankündigungen, es jetzt wirklich zu tun, wurden von Termin zu Termin immer drängender, immer konkreter. Ich spürte meine eigene Verzweiflung, meiner Patientin nicht besser helfen zu können, damit an dem scheinbar unabwendbar bevorstehenden Suizid zumindest mitschuldig zu sein. Alternativen zur Hilfe gab es damals in dieser Stadt noch nicht, nur wenige Psychiater, die ihre Termine jeweils für Monate im Voraus vergaben und auf Suizidgefährdete ohnehin wenig erpicht waren; die nächste Fachklinik war weit entfernt. Ich sah keinerlei Chance. Schließlich bat ich sie, wenn sie sich schon umbringen wolle, doch nach Möglichkeit nicht auf dem Klinikgelände, wo unsere Gespräche stattfanden: das finale und zudem lächerlichste Eingeständnis meiner Hilflosigkeit.

Es war reiner Zufall, dass ich damals, in den Anfangszeiten sich organisierender Suizidprävention, zu einer Wochenendtagung angemeldet war. Bei der Veranstaltung gab es unter anderem den Vortrag eines prominenten Psychiaters über »Die Angst des Therapeuten vor dem Suizid«. Während er sprach, ging mir ein Licht auf. Der Referent betonte nachdrücklich, dass es genau diese Angst sei, die den Patienten davon abhalte, sich der eigenen Kräfte und Ressourcen zur Überwindung der Krise zu besinnen.

Zurück an meinem Arbeitsplatz, schon beim am Tag darauf folgenden Termin, teilte ich der Patientin ernst und in aller Ruhe mit, dass wir nun ja alles, was ihre Situation betraf, durchgesprochen hätten und dass sie nun selbst entscheiden müsse, was sie tun oder lassen wolle. Sie war maßlos erstaunt, wohl auch ein bisschen wütend, dass ich, nachdem ich mich zuvor so intensiv um sie bemüht hatte, sie mit einem Mal völlig im Stich ließ. So musste es ihr erscheinen.

Den nächsten Termin nahm sie nicht mehr wahr und meldete sich auch danach nicht wieder. Ich erwartete das Schlimmste, die Nachricht irgendwo in der Zeitung zu lesen, dass sie ihren Suizid vollzogen hatte. Ein halbes Jahr später aber meldete sie sich, fragte an, ob sie mich besuchen dürfe. Sie kam und sah glänzend aus, berichtete, wie sie alle ihre Probleme in kürzester Zeit gelöst, alles geregelt, sich mit Eltern und Arbeitgeber versöhnt, den unwürdigen Freund damals auf der Stelle verlassen hatte. Auch dem Kind, das sie mitbrachte, ging es bestens.

Ich musste einsehen, dass ich es in meiner Naivität gewesen war, der sie so nachhaltig behindert, sie geradezu davon abgehalten hatte, ihre – teilweise selbst verursachten – Probleme zu lösen. Es sollte mir in meiner Aufgabe als Krisenhelfer nicht ein zweites Mal passieren.

2.5 Was wissen wir wirklich über die Befindlichkeit derer, die sich über ihre eigene Suizidalität geäußert haben?

Nicht jedem vollzogenen Suizid geht eine klare Entscheidung, gar eine langfristige Planung voraus. Oft vergehen zwischen der aufkommenden Idee und der Ausführung nur wenige Stunden, bisweilen nur Minuten. Ein neunundfünfzigjähriger Patient hatte seinen Suizidversuch mit einer tödlichen Dosis Herztabletten nur äußerst knapp überlebt[9]:

> »*Ich weiß nicht mal mehr, wie ich das fertiggebracht habe. Ich war im Keller unten gewesen, im Hobby-Raum, da hab ich was gebastelt, und da ist mir plötzlich der Gedanke gekommen, ganz aus heiterem Himmel. [...] Ich bin raufgegangen und habe mir eine Flasche Bier genommen. Trinkst mal einen Schluck Bier. Ich hab mir ein Glas mit runtergenommen und unwillkürlich nach den Tabletten gegriffen, die stehen in der Küche, immer greifbar. Die hab ich genommen, die sind mir grad in die Finger gekommen. Nimmst sie mit runter, ich weiß nicht, warum. [...] Ich habe gedacht, du bist zu gar nichts mehr nutz. [...] Aber bevor ich die Treppe hochging, habe ich noch nicht mal daran gedacht, das zu machen. Wenn es gewesen wäre, dass ich tagelang oder eine Stunde vorher gesagt hätte: eben machst du mal Schluss. Da hab ich ja gar nicht daran gedacht! [...] Ich habe die Dose aufgemacht und in das Glas da rein und hab die Tabletten genommen. [...] Dann hab ich noch Bier rein gegossen und habe das getrunken. Und dann habe ich eine Schnur genommen, an der Decke ist so ein Haken, und wollte mich aufhängen, im Keller. Aber die Schnur ist gerissen. Und wie ich's gemacht hab: Was hast du gemacht! Ich bin die Treppe rauf zu meiner Frau: Ich muss ins Krankenhaus, ich hab mich eben vergiftet.*«

---

9 aus: Wedler 1979, S. 49 f

Die Suizididee, die, obgleich immer auf einem konkreten, oft allerdings nicht voll bewussten Hintergrund basierend, quasi aus dem Nichts in das Alltagsgeschehen einbricht, ist keine Seltenheit. Die Anlässe dazu sind vielfältig und erscheinen von außen besehen oft belanglos.

Andererseits tragen sich nicht wenige Menschen lebenslang mit Suizidgedanken. Sei es aus einer Neigung, auf jede auftretende Misshelligkeit im Leben mit dem Gedanken an Rückzug zu reagieren, mit der Aufgabe seiner selbst. Sei es, weil eine psychische Störung, eine psychiatrische Erkrankung trotz aller Therapieversuche das Leben immer wieder zur Hölle macht. Oder sei es die verfestigte Meinung, das natürliche Sterben infolge von Krankheit und Alter mit seinen unvermeidlichen Leidenszuständen auf keinen Fall abwarten zu wollen.

Einige große Autoren hinterließen beeindruckende Dokumente über ihre Befindlichkeit vor ihrem schließlich vollzogenen Suizid.

David Foster Wallace

Der legendäre Schriftsteller, einer der größten der zeitgenössischen amerikanischen Literatur, litt nahezu zeitlebens unter schweren Depressionen, wahrscheinlich einer bipolaren Störung, bevor er sich im Alter von 46 Jahren erhängte. Eine über lange Zeit wirksame medikamentöse Therapie hatte er – angeblich nach dem Auftreten schwerer Unverträglichkeitserscheinungen im Anschluss an eine exotische Mahlzeit – beenden müssen. Sein Befinden hatte sich daraufhin in den letzten Monaten seines Lebens radikal verschlechtert, zumal alle alternativen Therapieanstrengungen einschließlich mehrfacher Elektrokrampfbehandlung erfolglos geblieben waren (Lipsky 2008). Allerdings habe sich Wallace schon vor dem gesundheitlichen Einbruch in einer Art Schreibkrise befunden (Adams 2011). Nach Aussagen seiner Witwe Karen Green hatte er die Lust am Schreiben teilweise verloren und sogar überlegt, diese Tätigkeit ganz aufzugeben, um stattdessen ein Asylheim für Hunde zu eröffnen. Sein schon mehrere Jahre vor der 2004 eingegangenen Ehe begonnener Roman *The Pale King* blieb unvollendet.

Berichte über Suizidalität und suizidale Befindlichkeit sind vielfach in Wallaces Werk eingeflossen. Acht Jahre nach seinem Tod erschien eine frühe Erzählung, die der 22-jährige Student ursprünglich in einer Studentenzeitschrift, *The Amherst Review*, publiziert hatte (Wallace 2015). Sie befasst sich mit der Befindlichkeit eines Menschen, der gerade eine erste Episode einer schweren wahnhaften Depression – er nennt sie die »Üble Sache« – mit einer gescheiterten Suizidhandlung überstanden hat. Inzwischen unter medikamentöser Dauertherapie stehend fühlt er sich wie auf einen fernen Planeten versetzt. Es gehe ihm dort zwar etwas besser, aber es sei eben nicht »die gute, alte Erde«.

Mit der Einsicht, selbst die »Üble Sache« zu sein, sei der Moment gekommen,

> *»wo dir aufgeht, dass das Wasser keine Oberfläche*[10] *hat, wo du dir die Nase an der Glasglocke*[11] *einrennst und schnallst, dass du in der Falle steckst, wo du in das schwarze Loch blickst und es dein Gesicht trägt. Wo die Üble Sache dich völlig auf-*

frisst, besser gesagt, wo du dich selbst auffrisst. Wo du dich umbringst. Dieses ganze Gerede über Leute, die sich umbringen, wenn sie eine akute Depression haben; wir sagen Heilige Scheiße, wir müssen sie irgendwie davon abhalten, sich umzubringen! Das ist falsch. Denn weißt du was? Diese Menschen haben sich schon umgebracht, den Teil, der zählt. [...] Es ist reine Formsache, einen Sachverhalt herzustellen, dessen Substanz schon längst in ihnen existierte[12] *. Von dem Augenblick an, wo du verstehst, was mit dir los ist, existiert faktisch der Sachverhalt der Selbstzerstörung. Außer dieser Formsache kannst du kaum noch etwas tun.«*[13]

Die Erzählung »Oktett« enthält eine im Hinblick auf die Leidensgeschichte des Autors sehr berührende Passage. Sie taucht in einer der für den Schreibstil von Wallace so charakteristischen, umfangreichen Fußnoten auf und beschreibt die ungeheure Erleichterung, die der an einer Depression Erkrankte fühlt, wenn eine medikamentöse Behandlung erfolgreich ist und die Symptome schwinden:

»*Das Mittel ist tatsächlich derart wirksam, dass beim Patienten auch die allerletzten Anzeichen von Dysphorie, Anhedonie, Agoraphobie, zwanghaften Störungen (OCD*[14] *), existentiellen Ängsten wie weggeblasen sind, wobei Selbstbewusstsein, Lebenslust, Beziehungsfähigkeit und ein beinahe mystisches Gefühl des Einseins mit dem Universum an die Stelle der alten Störungen tritt, dazu eine überwältigende, tief empfundene Dankbarkeit*«.

In einer seiner Erzählungen hat Wallace den Suizid völlig ins Zentrum gestellt (siehe auch Wedler 2009). In »Good old Neon«, einer Art postmortaler Lebensbeichte, berichtet der Ich-Erzähler Neal über die Gründe seines Suizidentschlusses, die letzten Stunden der Vorbereitung, die darin wieder aufkeimende Ambivalenz, »das Hüh und Hott und die Unsicherheiten, die es in rauen Mengen gab«. Erklärend heißt es:

»Suizid läuft so vielen in der Festplatte verdrahteten Instinkten und Trieben zuwider, dass niemand, der bei klarem Verstand ist, ihn ohne allerlei inneres Hüh und Hott begeht, Zeitabschnitte, in denen man es sich fast wieder anders überlegt usw.« (Wallace 2006).

Neal schildert, wie er die notwendigen geschäftlichen Dinge ordnete, Abschiedsbriefe schrieb und sich dabei vorstellte, wie es den Empfängern beim Lesen derselben ergehen wird. Schließlich beschreibt er die Durchführung des Suizids selbst, die Einnahme einer Überdosis Schlaftabletten, um anschließend im Auto mit hoher Geschwindigkeit gegen den Betonpfeiler einer Autobahnbrücke zu rasen, den Crash in seinem Ablauf minutiös vor Augen führend.

Im Finale der Erzählung erscheint der Autor David Foster Wallace tatsächlich persönlich als fiktive Person. In einem quasi dissoziativen Prozess spaltet er sich vom Ich-Erzähler ab und weist sich als ein ehemaliger Mitschüler aus, dem

---

10 Analogie der Depression mit dem Gefühl, unter Wasser zu schwimmen und nicht auftauchen zu können.
11 Bezug auf Sylvia Plaths Roman »Die Glasglocke«
12 Im Original: »They're just giving external form to an event the substance of which already exists and has existed in them over time.«
13 Der Vorabdruck dieser Passagen im Journal *Der Spiegel* hatte erbitterte Leserreaktionen von Psychotherapeuten zur Folge, die eine derartige Publikation offenbar als öffentlichkeitsgefährdend einstuften.
14 *obsessive-compulsive disorder*

der ältere Neal immer als besonders beeindruckend und authentisch, »ein echtes lebendes Wesen eben«, imponiert habe. Er selbst, Wallace, habe dagegen all die Skrupel gehabt, unter denen, wie er erst nachträglich erfährt, Neal gelitten, was er jedoch bei diesem niemals erwartet hatte. Allerdings:

> »*Der echtere, robustere und sentimentalere Teil von ihm [Wallace] verurteilte jenen anderen Teil zum Schweigen, als sähe er ihm fest in die Augen und sagte fast schon laut: ›Kein Sterbenswörtchen‹.*«

Ein derart kunstvoller, direkter literarischer Umgang mit der eigenen Suizidalität und den eigenen Bemühungen, diese im Zaum zu halten (»Kein Sterbenswörtchen«), dürfte in der Weltliteratur wohl einmalig sein.

Heinrich von Kleist

Kleist hat sich unmittelbar vor seinem über lange Zeit geplanten Suizid in Briefen direkt über seine Befindlichkeit geäußert. Schon als Heranwachsender im Militärdienst hatte er nach einem Freund gefahndet, der gemeinsam mit ihm in den Tod zu gehen bereit sei. Später waren es Freundinnen, vor allem die ihm Vertrauteste, Marie von Kleist, die jedoch sein diesbezügliches Ansinnen wiederholt abgelehnt hatte, bis er in der krebskranken Henriette Vogel jene Partnerin fand, die mit ihm gemeinsam zu sterben bereit war.

An seine Schwester schrieb Kleist »am Morgen meines Todes«, dem 21. November 1811, die berühmt gewordenen Worte

> »*… die Wahrheit ist, dass mir auf Erden nicht zu helfen war.*«

Und er fügte in dem Brief hinzu:

> »*… möge Dir der Himmel einen Tod schenken, nur halb an Freude und unaussprechlicher Heiterkeit, dem meinigen gleich*«

In seinem Trauerspiel *Penthesilea* hatte er nach dem Suizid der Protagonistin die gleiche *Wahrheit*, die aus seiner Sicht gegebene Unmöglichkeit des Weiterlebens, in folgende Worte gefasst:

> »*Wohl ihr! Denn hier war ihres fernern Bleibens nicht.*«

Dass die »Freude und unaussprechliche Heiterkeit« kein zuvor erlebter Dauerzustand waren, sondern die Folge des nunmehr feststehenden Suizidentschlusses, eine ungeheure Erleichterung spiegelnd, belegen Äußerungen in den Briefen in den Wochen und Monaten zuvor. Zeugnisse von tiefem Lebensüberdruss und Todessehnsucht finden sich in Briefen an Marie von Kleist, wenn er zum Beispiel davon schreibt, dass das Leben »ganz öde« vor ihm liege (Sommer 1811), die Gesichter der Menschen ihm »zuwider« seien (10.11.1811) und sein Leben »das allerqualvollste, das je ein Mensch geführt hat« (21.11.1811) gewesen, schließlich, dass er »zum Tode ganz reif« (19.11.1811) geworden sei.

Nach dem Mord an Achilles hatte Kleist seiner Penthesilea fast dieselben Worte in den Mund gelegt:

> »*Ganz reif zum Tod, o Diana, fühl ich mich!*«

Der Suizid wird in den Werken Kleists an vielen Stellen thematisiert, oft nur in einer Andeutung, so wenn der Protagonist in Kleists Erzählung *Michael Kohlhaas* ausgerechnet in Martin Luthers Studierstube sich vor diesem Gehör verschafft, indem er eine Pistole zieht und sich damit auf der Stelle zu erschießen droht, falls der vom Besuch des Terroristen und Gerechtigkeitsfanatikers völlig überraschte Luther die Alarmglocke läuten sollte, um Hilfe herbeizuholen. Dominiert hier die Wut die suizidale Befindlichkeit, ist es in der Erzählung *Das Erdbeben von Chili* die pure Verzweiflung, die den Gefängnisinsassen Jeronimo Rugera dazu treibt, sich an einem Pfeiler zu erhängen – ein Suizid, der nur durch das einsetzende Erdbeben verhindert wird.

Wie an allen anderen entsprechenden Stellen in Kleists Erzählungen und Dramen erscheint der Suizid hier moralisch neutral. Oftmals wird er in seinen Ursachen und Hintergründen eingehend erläutert und verständlich gemacht, sodass bei aller tragischen Dramatik eine gewisse Sympathie für den Suizidentschluss beim Leser hervorgerufen wird. So wenn das in Liebe entflammte Käthchen von Heilbronn sich, ihrem Ritter nacheilend, Hals über Kopf aus dem Fenster stürzt. So wenn der junge Diener in der Kleist'schen Anekdote *Der neuere (glücklichere) Werther* aus Scham und Verzweiflung mit der Pistole einen Suizidversuch unternimmt, nachdem er von seinem Brotherrn im – allerdings leeren, nur von ihrem Duft belebten – Bett der von ihm verehrten Brotherrin aufgestöbert worden war.

Schamgefühle dominieren auch beim Suizid des schweizerischen Offiziers Gustav von der Ried in der Erzählung *Die Verlobung in St. Domingo*. Gustav tötet sich durch einen Pistolenschuss in den Mund, nachdem er irrtümlich einen Mord begangen hatte – in der gleichen Weise also, wie Kleist selbst später seinem Leben ein Ende setzen sollte. Aus einem Irrtum geschah auch der Mord Penthesileas mit ihren Hunden an Achill:

> »So war es ein Versehen. Küsse, Bisse, das reimt sich, und wer recht von Herzen liebt, kann schon das eine für das andere greifen.«

Ein momentanes Fehlverhalten, ein Versehen, motiviert in ähnlicher Weise die Schamgefühle in *Die Marquise von O.* und *Das Bettelweib von Locarno*; in beiden Erzählungen bilden sie den Hintergrund zu suizidalem Verhalten; ebenso wie der Lebensüberdruss des Kaufmanns Piachi in *Der Findling* aus Scham, allerdings gepaart mit einer übergroßen Wut, resultiert.

Bei Kleists eigener Suizidalität kamen alle drei Elemente zusammen. Von seiner Schwester beim letzten Besuch, bei dem er erneut um finanzielle Unterstützung gebeten hatte, vor versammelter Familie streng getadelt und zurechtgewiesen, bestimmten Resignation und Scham, sowie eine gewisse Verbitterung seine Gefühlslage. Kleist litt an offenbar wiederholt auftretenden Depressionen (Schulz 2007) und zeigte Merkmale einer Persönlichkeitsstörung. Einige seiner Briefe, geschrieben im Rahmen kritischer Auseinandersetzungen während der letzten Lebensmonate, enthalten Hinweise auf eine zumindest situative Realitätsverkennung. Er selbst sah sich als ein im Leben Gescheiterter.

Die Abreise seines Freundes Müller, schreibt Kleist im Sommer 1811 an die Freundin Marie von Kleist, habe ihn »in große Einsamkeit versenkt«.

> »Das Leben, das ich führe, ist seit Ihrer und A. Müllers Abreise gar zu öde und traurig. Auch bin ich [...] fast täglich zu Hause, von Morgen bis auf den Abend, ohne auch nur einen Menschen zu sehen, der mir sagte, wie es in der Welt steht. Sie helfen sich mit Ihrer Einbildung [...] Aber diesen Trost, wissen Sie, muss ich unbegreiflich unseliger Mensch entbehren [...] So geschäftig dem weißen Papier gegenüber meine Einbildung ist [...] so schwer, ja ordentlich schmerzhaft ist es mir, mir das, was wirklich ist, vorzustellen [...] Das Leben, mit seinen zudringlichen, immer wiederkehrenden Ansprüchen, reißt zwei Gemüter schon in dem Augenblick der Berührung auseinander, um wie viel mehr, wenn sie getrennt sind. An ein Näherrücken ist gar nicht zu denken; und alles, was man gewinnen kann, ist, dass man auf dem Punkt bleibt, wo man ist.«

Wolfgang Herrndorf

Nachdem er im Februar 2010 erfahren hatte, dass in seinem Kopf ein bösartiger Tumor wächst und dieser auch durch alle eingesetzten Therapieverfahren allenfalls in seinem Wachstum zu verlangsamen, nicht aber aufzuhalten war, stürzte Wolfgang Herrndorf sich in die Arbeit mit dem festen Entschluss, die verbleibende Lebenszeit bis an die äußerste Grenze zu nutzen, einem Zustand als hilfloses Wrack jedoch auf jeden Fall rechtzeitig zuvorzukommen. Er vollendete in dieser Zeit die Romane *Tschick* und *Sand*, begann noch einen neuen Roman *Bilder deiner großen Liebe* und startete zudem ein digitales Tagebuch für seine Freunde, ein Weblog, das er bis wenige Tage vor seinem Tod fortschrieb und das unter dem Titel *Arbeit und Struktur* posthum auch als Buch erschienen ist (Herrndorf 2013). Am 26. August 2013 erschoss sich Herrndorf, an einem der letzten Tage, wie es im Nachwort heißt, »an denen er noch zu der Tat imstande war«.

Bereits im April 2010 schrieb er

> »Was ich brauche, ist eine Exitstrategie. [...] Voraussetzung dafür [ist], dass zwischen Entschluss und Ausführung nicht mehr als eine Zehntelsekunde liegen dürfe. Schon eine Handgranate wäre nicht gegangen. Die Angst vor den drei Sekunden Verzögerung hätte mich umgebracht. Medikamente mit dem langwierigen Vorgang des Schluckens und Wartens sowieso.«

Und dann fügte er noch hinzu:

> »Ich wollte ja nicht sterben, zu keinem Zeitpunkt, und ich will es auch jetzt nicht. Aber die Gewissheit, es selbst in der Hand zu haben, war von Anfang an notwendiger Bestandteil meiner Psychohygiene. [...] Ob ich die Disziplin habe, es am Ende auch zu tun, ist noch eine ganz andere Frage. Aber es geht, wie gesagt, um Psychohygiene.«

Anfang August 2010 hatte er offenbar seinen behandelnden Arzt darauf angesprochen. Der riet von allem ab: Die notwendigen Medikamente könne er gar nicht verschreiben; das Erschießen sei zwar einfach, traumatisiere aber jeden, der ihn fände. Der Sprung vor die U-Bahn, vom Hochhaus sei prinzipiell ja auch kein Problem. Oder einfach die Einnahme von Paracetamol. Der Arzt aber habe stattdessen ein Hospiz empfohlen.

> »Auf dem Rückweg stellt sich sofort das Bild der Waffe wieder ein, und gleich geht es mir besser. [...] Dass alles andere nicht hundertprozentig sicher ist, muss egal sein. Ich will mir ja gar nichts antun. Das ist nicht der Punkt.«

Wenige Tage später ist er bereits im Besitz eines Revolvers.

>*Die mittlerweile gelöste Frage der Exitstrategie hat eine so durchschlagend beruhigende Wirkung auf mich, dass unklar ist, warum das nicht die Krankenkasse zahlt.*«

Die Munition habe er allerdings zur Aufbewahrung jemand anderem übergeben.

Im September 2011 hat Herrndorf einen Traum: Ein neuer Arzt informiert und versorgt ihn mit Pentobarbital, der »Schweizer Lösung«. Es wird daraus ein Albtraum. Ein halbes Jahr später aber ist er nach dem Ansehen einer Video-Dokumentation über die Abläufe bei der Organisation Dignitas in der Schweiz entschieden:

>*So will ich nicht sterben, so kann ich nicht sterben, so werde ich nicht sterben.*«

Die Waffe sei zusammen mit seinem Mac-Book »der schönste Gegenstand, den ich in meinem Leben besessen habe«.

>*Ich schlafe mit der Waffe in der Faust, ein sicherer Halt, als habe jemand einen Griff an die Realität geschraubt.*«

Schon im Sommer 2010 fühlt Herrndorf sich zeitweise am Ende.

>*Wenn ich heute Morgen Kugeln gehabt hätte, hätte ich's getan. Keine schreiende Verzweiflung, keine Tränen, nur so: kann nicht mehr, will nicht mehr, sinnlos. Müsste arbeiten, geht nicht.*«

Über das zu erwartende Ende schreibt Herrndorf im März 2011:

>*Ich weiß, wie, ich weiß, wo, nur das Wann ist unklar. Aber dass ich zwei der Kategorien kontrolliere und die Natur nur eine – ein letzter Triumph des Geistes über das Gemüse.*«

Und wenige Tage später:

>*Ich weiß selbst, dass ich mich mit positivem Denken, mit Sport und Lächeln und Arbeit über etwas Bodenloses hinwegtäusche, aber wenn ich auf den letzten Metern noch derart infantil werden sollte, zu vergessen, dass es sich um Selbsttäuschung handelt, erschieße man mich bitte.*«

Der Schriftsteller Herrndorf ist ein besonderes Beispiel für den Umstand, dass auch ohne offensichtliche Anzeichen von Suizidalität ein Mensch durch Suizid enden kann. Er will keineswegs sterben, dem Vorgang des Sterbens in Hilflosigkeit, bedingt durch einen unheilbaren Hirntumor, jedoch unbedingt zuvorkommen. Seine Befindlichkeit ist bestimmt von dem dringenden Verlangen, die Kontrolle über sein Ende zu behalten. Dass es sich bei diesem entschlossenen Festhalten am Leben und an dessen Kontrollierbarkeit um eine Selbsttäuschung handelt, ist ihm bewusst – eine Selbsttäuschung, die für die noch zu leistende Produktivität als Schriftsteller allerdings unverzichtbar, geradezu heilsam ist.

3 Gehört der Suizid zum Leben?

3.1 Eine der Menschheit spezifische Option

Als Leben wird die Existenz aller auf der Erde vorhandenen Kreaturen bezeichnet, soweit sie irgendeine Art von Stoffwechsel haben. Jedes Leben ist zeitlich begrenzt, wenn auch in extrem unterschiedlichem Ausmaß: von der Eintagsfliege bis zur mehr als tausendjährigen Eiche. Für einige Meeresbewohner und Bakterien wird sogar eine über mehrere Jahrtausende während Lebensspanne diskutiert.

Leben endet gewöhnlich durch das Altern lebenswichtiger Bestandteile bzw. Organe des Individuums und daraus folgender Sterblichkeit, für viele Lebewesen jedoch durch Außeneinflüsse, durch Krankheit oder weil sie als Nahrung für andere Spezies gebraucht werden und dadurch ein vorzeitiges Ende finden. Ein selbstverursachtes Sterben ist von Natur aus nicht vorgesehen. Der Mensch macht diesbezüglich offensichtlich eine Ausnahme.

Die Selbsttötung setzt die Fähigkeit zu kritischem Denken und ein Bewusstsein des Selbst voraus, das auch bei hochentwickelten Tieren nicht als in dieser Form vorhanden angenommen werden kann. Zum Tod führende Verhaltensweisen mancher Tiere – wie der treue Hund, der nach dem Tod seines Herrn keine Nahrung mehr frisst, oder der angebliche *Selbstmord* der Lemminge – sind instinktgeleitete Reaktionen, keine direkt auf den Tod zielenden Handlungen.

Psychologen der Florida State University in Tallahassee stellten demgegenüber kürzlich den Gedanken zur Diskussion, dass die Selbsttötung ein bei vielen Tierarten genetisch verankertes Verhalten sein könne, eine für das Überleben der Spezies unabdingbare evolutionäre Anpassungsleistung (Joiner et al. 2015). So sei bei Insekten, Krabben, Maulwürfen und anderen Tieren die Selbstaufopferung ein charakteristisches altruistisches Merkmal, um die Gemeinschaft durch den Einsatz des eigenen Lebens vor Angriffen von außen zu schützen, ein Verhalten, das auch dem Menschen in Gefahrensituationen bekanntlich eigen ist. Beim Suizid, schreiben die Forscher, handele es sich jedoch um eine durch Geistesstörung fehlgeleitete Variante dieses ursprünglich sozialen Verhaltens, weil der Suizidale offenbar das eigene Leben fehlerhaft als weniger wert erkenne als das seiner Angehörigen, der Familie, der Gemeinschaft. Die einem Suizid vorausgehende situative Einengung, die gesteigerte Erregung und die oftmals als von außen kommend empfundene Belastungssituation, sei in ähnlicher Form bei Tieren vor einer entsprechenden altruistischen Selbstaufopferung zu beobachten.

Selbst wenn tierische Verhaltensweisen solche Analogien erkennen lassen, ist der stets aus einer Vielzahl von Motiven und Einflussfaktoren resultierende Suizid doch in jedem Fall ein höchst komplexes psychosomatisches Ereignis, das sich nicht auf eine durch Krankheit deformierte phylogenetisch verankerte Disposition reduzieren lässt. Es erscheint deshalb abwegig, ihn nicht als eine für den Menschen spezifische Option zu betrachten, als einen originären Bestandteil von Leben. Auch der Medizinhistoriker Dietrich von Engelhardt (2005) spricht von der »allgemeinen oder genuin menschlichen Natur des Selbstmordes«.

Menschliches Leben endet in der Mehrzahl der Fälle durch körperliche Krankheit, vielfach als Folge der individuellen Lebensführung. Auch im hohen Alter markieren meist tödliche Krankheiten das Lebensende. Nur in Ausnahmefällen führen ein kontinuierlich fortschreitender Zelluntergang, damit verbunden ein Funktionsverlust lebenswichtiger Organe und ein gleichfalls daraus folgender Bewegungsmangel zum Tod. Degenerative Vorgänge, insbesondere im Gehirn, begrenzen allerdings die Lebensmöglichkeiten oftmals schon lange vor dem eigentlichen Sterben. Das durch solche Degenerationsvorgänge gekennzeichnete Altern erzeugt deshalb bei vielen alten Menschen ein Gefühl der Lebensmüdigkeit, das sich auch in dem Wunsch nach baldigem Tod und in Suizidalität ausdrücken kann.

Die Option Suizid besteht für den Menschen allerdings lebenslang (für Kinder zumindest ab dem Zeitpunkt, wenn sie ein Todesverständnis entwickelt haben) – eine Option, die zugleich die Schattenseite des geistigen Potenzials ist, das dem Menschen seine dominante Stellung unter allen Lebewesen der Welt ermöglicht.

Die Fähigkeit, das eigene Dasein jederzeit beenden zu können, ist dabei keineswegs eine stets gleichbedeutende und gleichgewichtige Konstante im menschlichen Leben. Ihre Relevanz für jeden Einzelnen unterliegt einerseits einer Vielzahl von sozialen, gesundheitlichen und situativen Einflüssen, wandelt sich andererseits generell mit dem Lebensalter.

Im Erleben der Kinder erzeugt der Tod zunächst allenfalls eine Art Neugier und Verwunderung. Kinder begegnen ihm vielleicht erstmals, wenn der geliebte Hamster eines Morgens tot in seinem Käfig liegt. Sie probieren dieses ihnen neue Phänomen möglicherweise aus, indem sie kleine Insekten zerquetschen, dem Sterben von Tieren zusehen, dem sie in der freien Landschaft begegnen. Das eigene Sterben bleibt zunächst irreal.

Mit Pubertät und früher Adoleszenz vollzieht sich ein Wandel. Auf der Suche nach einer eigenen Position im Leben müssen deren Varianten erprobt, deren Grenzen austariert werden. In dieser experimentellen, von Neugier, Lebenstrieb, Unsicherheit und Angst geprägten Lebensphase hat die Möglichkeit zu sterben nur wenig Bedeutung, ein geringes Gewicht. Um neue Erfahrungsbereiche zu erschließen, wird dergleichen in Kauf genommen. Sollten sich unüberwindbare Mauern und dem Verlangen unerträglich erscheinende Grenzen auftun, ist der Suizid keine auszuschließende Undenkbarkeit.

Ein klassisches Beispiel ist der Teenager-Suizid nach einer ersten großen Liebesenttäuschung. Die darin erfahrene Zurückweisung der eigenen Person wird als Vernichtung der gerade erst mühsam errichteten, in das noch fragile Konstrukt individueller Existenzberechtigung eingezogenen Pfeiler erlebt, als ein Zusammenbruch des Selbst und aller Voraussetzungen freudvollen Daseins. Der Schritt über die Schwelle zum Tod hin erscheint dann nur noch minimal.

Charakteristisch für diese Lebensphase ist auch das wiederholte, bewusste Sich-Einlassen auf risikoreiche Unternehmungen, beispielsweise auf Sportarten, die tödlich enden können, wie Freihand-Klettern, Snowboarden oder Mountainbiking im Hochgebirge und Motorradrennen. Das darin enthaltene tödliche Risiko steigert den Leistungsanreiz, den Genuss des Siegens, den Triumph der Bewältigung, bis hin zur Sucht. Das Abenteuertum junger Erwachsener hat dabei der Menschheit in ihrer Geschichte große Erfolge und Fortschritte gebracht, die später als selbstverständlich genommen werden, die ohne den Reiz des tödlichen Risikos aber kaum zustande gekommen wären. Norman Farberow (1978), einer der großen Suizidologen des 20. Jahrhunderts in den USA, hat das von – vor allem jungen – Menschen eingegangene Risikoverhalten als eine indirekte Variante von Suizidalität beschrieben.

Eine Neueinstellung zum Sterben, zur Option des Suizids, erfolgt in der Regel dann, wenn der Herangewachsene soziale Verantwortung übernimmt. Sei es im Berufsleben mit Verantwortung gegenüber den Kollegen, der Firma, der Gemeinschaft, sei es als Erzeuger von Nachkommen mit der Pflicht zur Sorge für das eigene Kind. Die jetzt unmittelbar gespürte Verantwortung nicht nur für sich selbst, sondern in erster Linie für andere Menschen, deren Existenz – wie die des Säuglings – von der eigenen Weiterexistenz abhängt, induziert schlagartig eine Vorsicht und Umsichtigkeit, allen nur denkbaren Gefährdungen im Leben auszuweichen. Der Suizid verliert nahezu vollständig seine Stellung als menschliche Option. Er wird zur letzten aller Wahlmöglichkeiten in schwieriger Situation.

Erst das Schwinden sozialer Verantwortlichkeit wandelt erneut die persönliche Einstellung zum Suizid. Sei es eine schleichende Minderung der Zuständigkeit, wenn die berufliche Herausforderung der Routine gewichen ist, wenn Kinder herangewachsen sind und ihr Leben nach und nach selbst in die Hand genommen haben. Sei es ein plötzlicher Einbruch ins bisher gewohnte Dasein als Verantwortlicher, wenn der Arbeitsplatz unvermittelt gekündigt wird, wenn der eigene Nachkomme oder auch der Partner vorzeitig verstirbt. Sei es, dass die durch Beziehung entstandene Bindung sich gelockert hat und in ihrer zukünftigen Haltbarkeit fraglich geworden ist.

Viele Menschen, die solchen Wandel erleben und erleiden, suchen instinktiv nach einer neuen, Halt gebenden Aufgabe – auch als meist unbewusstes Gegengewicht gegen aufsteigende Sinnlosigkeit im Leben, gegen die darin lauernde Option des Suizids. Wenn sie keinen neuen geeigneten Arbeitsplatz finden, auf dem sie Verantwortung übernehmen können, engagieren sie sich ehrenamtlich in Vereinen und Initiativen. Wenn die Ehe zu zerbrechen droht, werden neue Ersatzbeziehungen aufgespürt und eingegangen. Die verlorengegangene Sorge um die eigenen Kinder wird abgelöst von der jetzt nur noch zeitweise übernommenen Verantwortung für die Enkel.

Nicht jedem gelingt ein derartiger Ausgleich für den eingetretenen Bedeutungsverlust. Folgen sind dann oft die Flucht in eine partielle Betäubung mit Alkohol oder Medikamenten, die Flucht in die Krankheit mit einer Vielzahl psychosomatisch tingierter Leiden, mit deren Hilfe solche Patienten ihre Ärzte zur Verzweiflung bringen. Oder es ist die Flucht in einen oppositionellen Sarkasmus, in Destruktivität. Tötungshandlungen älterer, bislang bürgerlich unauffälliger Menschen, über die die Zeitungen als *Familiendramen* berichten, werden dann zu Ersatzhandlungen für den – häufig nachfolgenden – Suizid, so wie ihn Sigmund Freud und Karl Menninger einst beschrieben haben.

Je älter der Mensch wird, je mehr er zulässt, dass seine sozialen Bindungen sich auflösen, umso niedriger wird die Schwelle zum Vollzug der Option, das eigene Leben zu beenden, umso mehr kommt diese Möglichkeit ins Bewusstsein und wird zu einem realen Teil des Lebens.

Eine noch sehr viel gewichtigere Bedeutung im menschlichen Dasein könnte die Möglichkeit zum Suizid in einem vorerst noch futuristisch anmutenden Gedankenexperiment gewinnen. Die Lebenserwartung hat sich in den zurückliegenden 130 Jahren mehr als verdoppelt, und es entsteht die Phantasie, dass das Leben potenziell unendlich sein könnte. Charakteristisch für diese uralte Vision, den Tod des Menschen völlig abzuschaffen, ist der Ausspruch des Gründers und Chairman eines biopharmazeutischen Unternehmens in den USA William Haseltine: »Death is a series of preventable diseases« (Callahan 2000).

Falls die Vorstellung jemals zur Realität würde, durch biotechnische Eingriffe menschliches Leben beliebig zu verlängern und den Tod prinzipiell als natürlich vorgegebenes Lebensende abzuschaffen, wäre eine Konsequenz dieser Utopie, dass ein natürliches Sterben zur Unmöglichkeit würde und der Tod nur noch durch Unfall, Verbrechen oder Suizid erfolgen könnte (Eichinger 2015). Der prinzipiell unsterbliche Mensch wäre in ungleich stärkerem Maße als heute gezwungen, fortwährend Entscheidungen über sein Weiterleben zu treffen. Der Suizid geriete dadurch zu einer unverzichtbaren, generell akzeptierten Alternative zum Zwang, das Leben auf unbegrenzte Zeit dauerhaft zu ertragen. Ohne die derzeitige Gewissheit, dass das Leben aus biologischen Gründen endlich ist, bekäme der Suizid eine derart das Selbstverständnis der Menschen bestimmende Bedeutung, wie sie heutzutage außer jeder Diskussion ist.

3.2 Allgegenwärtigkeit suizidaler Gedanken

In der Suizidforschung trifft man immer wieder auf Studien, die nicht nur die Häufigkeit vollzogener Suizidhandlungen gemessen haben, sondern auch die von Intentionen zu solchen Handlungen und sogar die Häufigkeit von *Suizidgedanken*. Damit wird impliziert, dass solche Gedanken im normalen Menschenleben nicht vorkommen und per se pathologische Symptome sind.

Albert Camus (2000) hingegen nimmt es für selbstverständlich, dass »alle gesunden Menschen an Selbstmord gedacht haben«.

Bei den erwähnten Studien wird eine definierte Klientel befragt, ob sie einen Suizid als Möglichkeit erwogen oder sogar geplant hat. Nach Literaturangaben aus den 1970er Jahren haben dreißig Prozent der Jugendlichen im Alter von 14 bis 24 Jahren schon einmal mit Suizidgedanken gespielt (Müller 1977). Spätere Befragungen kamen zu ähnlichen Ergebnissen. Analoge Untersuchungen bei älteren Erwachsenen führten hingegen zu deutlich niedrigeren Resultaten. Die Befragten hatten ihre Suizidgedanken als Jugendliche offenbar mit dem Älterwerden wieder vergessen oder verdrängt. Diese Befunde legen nahe, dass es weniger darum gehen kann, ob Menschen bisweilen auch Suizidgedanken haben, sondern wie sie mit solchen Gedanken umgehen.

Wer aus der Masse der Menschen äußert sich positiv, befragt nach eigenen Suizidgedanken? Zum einen, vermutlich zum geringsten Teil, dürften es Menschen in akuten Lebenskrisen sein. Ein größerer Teil wird sich an frühere Situationen im Leben erinnern, in denen es Ereignisse gab, die am Sinn des Weiterlebens zweifeln ließen, oftmals eine Liebesenttäuschung, ein Verlust, ein aufgedeckter Betrug, ein persönliches Versagen, eine Fehlhandlung. Es wird kaum einen Menschen geben, der von solchen Negativerlebnissen verschont geblieben ist, auch wenn nicht in jedem Fall die suizidale Option die nächstliegende war.

Menschen, die das Glück haben, ohne spürbare Krisen ihr bisheriges Leben durchstanden zu haben, werden von Freunden, Bekannten oder gar Verwandten wissen, dass sie sich das Leben genommen haben – Ereignisse, die die Option des Suizids plötzlich in den Bereich des Realen gerückt haben. Da in Deutschland mehr als ein Prozent aller Todesfälle Folge eines Suizids sind, bleibt kaum jemand von solch einer Konfrontation verschont.

Die meisten Menschen aber vermeiden dieses Thema, verdrängen es aus dem Bewusstsein, zumal sie nicht leugnen können, dass diese menschliche Option auch für sie selbst gilt – und damit bedrohlich erscheint. Ein zumindest flüchtiges Nachdenken darüber, welche Umstände ihn selbst denn an den Rand des Suizids bringen könnten, dürfte keinem Menschen absolut fremd sein. Meist vermeidet er allerdings, darüber zu sprechen: um von anderen nicht als *krank* oder *verrückt* abgestempelt zu werden, um sich nicht allzu sehr in eine Möglichkeit zu vertiefen, von der wohl jeder hofft, dass sie niemals zur Wirklichkeit werden wird. So entsteht ein Tabu.

Dennoch sind Suizidgedanken, oft in maskierter Form, allgegenwärtig. Man denke nur an häufige Redensarten:

- »*Dann kann ich mich ja gleich aufhängen.*«
- »*Wenn du so weitermachst, geh ich ins Wasser.*«
- »*Wenn das wieder nicht klappt, sollte ich mich am besten auf der Stelle erschießen.*«

Solche Redewendungen durchsetzen den Alltag, meist ohne wirklich ernstgenommen zu werden. Umso mehr dient der Suizid Satirikern, Komikern, Unterhaltungskünstlern als Gegenstand für Späße, die dem Publikum einen Schauer über den Rücken jagen sollen. Was aus der Alltagskonversation möglichst ausgeklammert oder darin verdunkelt wird, landet unweigerlich in der Sphäre der Clownerie, des Varietés, der Literatur und der Künste.

3.3 Suizidalität in Literatur und Kunst

Belletristik und Bühne

Vor einigen Jahren erschien auf dem Buchmarkt ein makabres Taschenbuch: *Verpatzte Selbstmorde*. Der Autor, Redakteur bei einem Branchenmagazin, hatte darin aus Romanen und anderen literarischen Produkten Szenen herausgegriffen, in denen suizidale Befindlichkeit und Suizidhandlungen ohne tödlichen Ausgang dargestellt werden – »zugegeben, des Amüsements wegen«, wie er in seinem Vorwort schreibt (Faure 2006). Kann man sich über die beinahe tödlichen Krisen anderer amüsieren, auch wenn es sich dabei um fiktive Personen handelt?

In den literarischen Kostproben von unterschiedlicher, teilweise auch sehr hoher Qualität findet der Leser keineswegs Heiterkeit und Komik, eher Müdigkeit und Tristesse, hier und da bitteren Sarkasmus (bei Anna Luisa Karsch oder Lars Gustafsson), blanken Zynismus (in einem Text *Rituale* des niederländischen Schriftstellers Cees Nooteboom) oder bittersüße Ironie (wie in der kleinen, zauberhaften Novelle *Die wunderlichen Nachbarskinder* aus Goethes *Wahlverwandtschaften*). Auch die Frivolität, mit der der Herausgeber seine erläuternden Begleittexte verfasst hat, ist wenig erheiternd.

Wie dieses Beispiel jedoch zeigt, ist der Suizid in der Literatur kein seltenes, eher ein angestammtes, viel verwendetes Thema – sowohl in der Vergangenheit wie in der Gegenwart, sowohl in Romanen und Erzählungen wie auf der Bühne. Die Darstellung folgt dabei verständlicherweise den jeweils geltenden gesellschaftlichen Anschauungen, den jeweils gültigen Regeln des sozialen Miteinanders.

Die Frage, weshalb der Suizid – trotz seiner zeitgleichen gesellschaftlichen Tabuisierung – ein so viel genutzter Gegenstand der Literatur ist, lässt mehrere Antworten zu. Dient er dem Autor lediglich als tragischer, herzbewegender Ausgang einer Geschichte, eines menschlichen Dramas? Ist er nicht auch ein Sensationsthema, etwa wie der Mord, das die Grenzen der menschlichen Möglichkeiten aufzeigt? Geht es dem Autor um eine eigene, künstlerische Deutung des Suizidgeschehens? Kann die Kunst dem Verständnis von Suizidalität möglicherweise sogar etwas hinzufügen, was im wissenschaftlichen Diskurs vernachlässigt wird? Oder ist es doch vor allem die eigene persönliche Problematik des Autors, die in seinem Werk einen Niederschlag findet?

Auch wenn die Motive, den Suizid als Gegenstand eines künstlerischen Werks aufzugreifen, so vielfältig sein mögen wie die Weltliteratur selbst es ist, auch wenn eine einseitige Deutung unmöglich und unzulässig ist, gibt die Literatur manche erhellende Auskunft über die Einstellung der Menschen in den verschiedenen Zeitepochen.

Der Selbstmörder

Wenn man so will, könnten viele Theaterstücke so heißen. Denn der Suizid ist kein eben seltenes Motiv auf der Bühne. Ibsens Hedda Gabler erschießt sich vor aller Augen, bevor der Vorhang fällt. Kleists Penthesilea stirbt durch ein »vernichtendes Gefühl« in ihrem Busen, einen der eigenen Befindlichkeit abgetrotzten Dolch. Molnárs Liliom schneidet sich die Halsschlagader auf, dass das Blut nur so spritzt und der zweite Teil des Dramas im Himmel stattfinden kann. (Weil es »Suizid aus Liebe« war, darf der Titelheld noch einmal für einen Tag zurück auf die Erde.) Und in Dea Lohers *Unschuld* springt (zumindest in der Inszenierung des Hamburger Thalia-Theaters 2005) der Zuschauer über scheinbar endlos sich dehnende Sekunden gemeinsam mit zwei Suizidenten vom Dach eines Hochhauses. Kaum ein Stück von Tschechow oder Horváth, in dem nicht irgendjemand Hand an sich legt, zumindest dieses plant. Die Reihe der derzeit viel gespielten Dramen mit suizidalem Input ließe sich mühelos fortsetzen. Schließlich geht es im Theater um Sinn, vor allem um Lebenssinn. Und da ist der Gedanke an den Suizid niemals fern. Aber ein »Selbstmörder« als Titelheld?

In dem selten gespielten Stück des deutschstämmigen Russen Nikolai Erdman von 1928 geht es vordergründig tatsächlich um nichts anderes als um die Vorbereitung eines Suizids. Allerdings ist der Protagonist keineswegs suizidal, sondern der junge Arbeitslose wird durch die Ängste, die Bosheiten, die Egoismen, die sehr diesseitigen Interessen seiner Umgebung systematisch zum Suizid gedrängt, geradezu zum Suizid verpflichtet. Die anderen wissen eben besser, was ihm guttut, als er selbst – der etwas träge, wenngleich durchaus charmante Kleinbürger. So lange, bis er Gefallen findet an dem sonst nie gespürten Interesse an seiner Person, das ihm zumindest posthum ungeahnten Ruhm verspricht. »Ich fürchte, Sie begreifen noch nicht ganz, warum Sie sich erschießen«, sagt zu ihm der *Vertreter der alten russischen Intelligenz*. »Wenn Sie erlauben, erklär ich's Ihnen.«

Eine Groteske also, mit allen Überzeichnungen und Karikaturen, deren eine Groteske bedarf und die dem Zuschauer zu jenem Lachen verhilft, das ihm sogleich im Halse stecken bleibt. Bekanntlich lassen sich manche Wahrheiten auf diese Weise schonungsloser über die Rampe bringen als in der simplen Tragödie. Solche etwa über die gesellschaftlichen Zustände in der frühstalinistischen Ära, um die es Erdman vor allem ging. (Das Stück wurde noch vor der Premiere in Moskau verboten, der Autor in die Verbannung geschickt.) Solche über die wahren Brutalitäten im Menschen-Zoo, die sich auch heute so gern hinter humanistisch getarnten Rührseligkeiten verbergen. Und solche über den Suizid als solchen und über die nicht immer nur freundlichen, mitfühlenden Reaktionen, die er im Umfeld üblicherweise bewirkt.

In einem langen Monolog (2. Akt, 27. Auftritt) überlegt Semjon, der *Selbstmörder*, erstmals ernsthaft, was es bedeutet, sich umzubringen:

> *»Malen Sie sich aus: morgen um zwölf nehmen Sie einen Revolver in die Hand [...] Und stecken den Lauf in den Mund [...] Und kaum haben Sie ihn drin, da entsteht eine Sekunde [...] Tick – tack [...] Zwischen Tick und Tack ist eine Wand [...] Und jetzt Tick, junger Mann, das ist noch alles, und jetzt Tack, junger Mann, das ist schon gar nichts mehr [...] Tick – da hab ich noch alles, mich, meine Frau, meine Schwiegermutter, die Sonne [...] Tack – da bin ich schon ohne meine Frau [...] Das verstehe ich auch noch [...] Aber dann bin ich auch ohne mich, und das verstehe ich überhaupt nicht [...] Wie kann ich ohne mich sein?«*

Oder um noch einmal den *Vertreter der alten russischen Intelligenz* zu Wort kommen zu lassen (2. Akt, 21. Auftritt):

> *»Früher hatten die Leute eine Idee und wollten dafür sterben. Heute haben die Menschen, die sterben wollen, keine Idee, und die Menschen, die eine Idee haben, wollen nicht sterben. Dagegen muss man kämpfen«*

Erdman geht nicht so weit, seinen Semjon sich wirklich suizidieren zu lassen. Ein solches Finale hätte das auch heute immer wieder einmal bemühte Klischee befördert, dass allein die Begierden und Machenschaften des Umfeldes einen – wenn auch mit einem gesunden Narzissmus ausgestatteten – Mann zum Suizid verführen können. Auf die Vorhaltungen dieses Umfelds, er habe doch versprochen, seinem Leben ein Ende zu setzen, antwortet er ganz offen: »Weil der Gedanke an Selbstmord mein Leben verschönte.« Das Stück endet (bitterste aller Ironie!) stattdessen mit der Mitteilung, ein anderer habe sich erschossen – unter ausdrücklicher Berufung auf Semjon und dessen vorausgegangene, ihm von den anderen eingeflüsterten Parolen. »Er hat Recht. Es lohnt sich wirklich nicht zu leben.« Vorhang.

Shakespeare

In den großen Shakespeare-Dramen sind Mord und Suizid unverzichtbar an der Tagesordnung. Romeo und Julia, die wohl berühmtesten Suizidenten aller Zeiten, töten sich nacheinander aufgrund grober Missverständnisse und Fehldeutungen, aus daraus resultierender purer Verzweiflung. Auch Antonius und Cleopatra, die durch Wollust miteinander Verketteten, sterben nacheinander durch Suizid; Antonius aufgrund einer Fehlinformation, Cleopatra aus Trauer und bekanntlich mit Hilfe einer Giftschlange. Othello tötet sich, nachdem er Desdemona aus sinnloser Eifersucht erwürgt hat. Auch Brutus, der Mörder Cäsars, bringt sich um. Und vor der beispiellosen Mordorgie, in die das Drama um Hamlet mündet, hat Ophelia sich bereits im Fluss ertränkt.

Wenn bei Shakespeare die großen Leidenschaften, die Machtgelüste und die menschlichen Unzulänglichkeiten in den Suizid führen, dominieren ab dem 19. Jahrhundert die gesellschaftlichen Bedingungen, mit denen die Menschen sich nicht abfinden können. Mal stehen die drückenden Lebensverhältnisse als

Suizidursache ganz im Vordergrund (Horvath[15]), mal die narzisstische (Ibsen[16]) oder die gespaltene Persönlichkeit (Stevenson[17]). Von Krankheit als Ursache von Suizidalität ist in diesen Werken allerdings seltener die Rede.

Phaedra

Die tragische Liebe der griechischen Königin Phaedra zu ihrem Stiefsohn Hippolyt ist seit zweieinhalb Jahrtausenden in unzähligen dramatischen Fassungen auf die Bühne gebracht worden, eine herzbewegende Geschichte, ein Suizid aus Leidenschaft, zugleich zur vermeintlichen Rettung der Ehre, mit dramatischen Folgen.

In der Originalversion von Euripides allerdings sind die Menschen allesamt nicht wirklich verantwortlich. Ihr Fühlen und Handeln wird allein von den Göttern bestimmt, in diesem Fall von den sich streitenden Göttinnen Artemis und Aphrodite. Die Menschen sind lediglich Marionetten im göttlichen Ränkespiel. Aus heutiger Sicht ließe sich die Dominanz der archaischen Götter in die Macht umdeuten, mit der das Unbewusste den Menschen beherrscht: Alles, was wir denken und tun, folgt den geheimen, von Trieben gesteuerten Beschlüssen in unserem Unbewussten. Bis hin zum Suizid.

In der mehr als 2.000 Jahre später entstandenen Version des Dramas von Jean Racine steht nicht die erotische Abstinenz des von Jagd und Sport begeisterten Hippolyt der Erfüllung von Phaedras Liebeswünschen entgegen, sondern eine jüngere Frau, Aricia, eine Konkurrentin, der sich Hippolyt in Liebe verbunden fühlt. Der Suizid ist hier also auch Folge einer Eifersucht.

Eine andere, darüber hinausgehende Deutung des Suizidgeschehens verfolgt die britische Autorin Sarah Kane in ihrem 1996 entstandenen Drama *Phaedra's Love*. Während in den Versionen von Euripides und Racine bei allem psychologischen Verständnis, das der Suizidalität Phaedras entgegengebracht wird, die desolaten Folgen einer Selbstauslöschung für das soziale Umfeld in ungeschminkter Form als Botschaft in den Vordergrund gerückt werden und die eigentliche Tragödie ausmachen, benennt Sarah Kane mit Hippolyts Aussage auf Phaedras Frage, warum er sie hasse, ein Suizidmotiv, das den Kern suizidaler Befindlichkeit in vielen Fällen vielleicht genauer trifft als alle ICD-10-Diagnosen: »*Weil du dich selber hasst*«.

Phaedra's Love ist der Exzess eines zynischen Trauerspiels, eine Apokalypse des Grauens, ein Monument hoffnungsloser Erstarrung. Suizid ist bei Kane die Konsequenz einer moralisch abgrundtief verdorbenen Menschheit. Wie bei Euripides ist nicht der Einzelne verantwortlich. Auch der Selbsthass, die psychischen Störungen und Abartigkeiten, unter denen die Autorin selbst schwer gelitten hatte, sind bei ihr die Folgen des gesellschaftlichen moralischen Niedergangs.

---

15 z. B. Elisabeth in *Glaube, Liebe, Hoffnung*
16 z. B. Hedda und Eilert Lövborg in *Hedda Gabler*
17 z. B. *Dr. Jekyll und Mr. Hyde*

Penthesilea

Heinrich von Kleist hat in seinem Trauerspiel die Entwicklung eines Menschen zum Suizid hin so minutiös dargestellt wie kein zweiter Bühnenautor – in seiner Ambivalenz wie in seiner finalen Entschiedenheit (▶ Kap. 2.5). Penthesilea scheitert, ähnlich wie Phaedra, am Konflikt zwischen individuellem Bedürfnis, der Sehnsucht nach Liebe und Erotik, und gesellschaftlicher Verpflichtung, der Staatsraison, der sie als Königin der Amazonen in besonderem Maße verpflichtet ist. Zweimal versucht sie während des Stücks, sich das Leben zu nehmen, und wird von der Freundin daran gehindert. Am Ende gibt es kein Halten mehr.

Dass Kleist darüber hinaus in diesem Drama – stärker noch und unmittelbarer als in der *Phaedra* des Euripides und von Racine – die Reaktionen des sozialen Umfelds auf Suizidalität auf die Bühne gebracht hat, auch die Ambivalenz aller Bemühungen um Suizidprävention, verleiht dem Stück eine beklemmende Realität: Sie reichen von wüsten an die Amazonenfürstin gerichteten Schimpfworten und Verwünschungen über Täuschungsversuche bis hin zu gut gemeintem Trost und halbherziger Ermutigung.

Der Amokläufer

In dieser Publikation von Stefan Zweig drehen sich alle sieben Erzählungen ausschließlich um menschliches Scheitern. Fünf der Geschichten enden im Suizid mittels Gift oder Ertrinken. Die Protagonisten sind durchweg besonders geprägte Persönlichkeiten mit narzisstischen Merkmalen. Der Suizid erscheint in allen diesen Berichten nicht als krankhaft, eher als die Konsequenz aus einem Sich-Verrennen, und wird bei Zweig in keiner Weise idealisiert. Im Gegenteil. Die Erzählungen hinterlassen durchweg einen schalen Nachgeschmack und die Botschaft: Auch der Suizid bringt nicht das, was man im Leben trotz allem Bemühen nicht erreichen konnte.

Stefan Zweig starb bekanntlich selbst durch Suizid, zwanzig Jahre später, nur sechzig Jahre alt, gemeinsam mit seiner Frau im brasilianischen Exil – isoliert, entwurzelt und entfremdet aus seiner geistigen Heimat, resigniert als Folge des Zweiten Weltkriegs. Sein Beispiel zeigt, dass auch eine kritische Auseinandersetzung mit dieser dem Menschen gegebenen Option nicht unter allen Umständen vor dem Suizid schützt.

Good old Neon

Die bereits ausführlich erwähnte Erzählung von David Foster Wallace handelt von nichts anderem als vom Suizid des Protagonisten (▶ Kap. 2.5). Die Gründe für den Suizidentschluss, die darin aufkeimende Ambivalenz werden ebenso geschildert wie die Durchführung des Suizids. Die Erzählung beginnt mit dem Satz: *»Ich war mein Leben lang ein Heuchler.«* Hierin zeigt sich auf makabre Weise eine doppelte Ambivalenz: im Suizidgeschehen selbst und in der Deutung des Suizidgeschehens. Denn was darf man einem lebenslang notorischen Heuchler wirklich glauben?

Schon in seinem Hauptwerk, dem großen Roman *Infinite Jest*, hatte Wallace den Suizid zum zentralen Thema gemacht. Es sind gleich mehrere der Protagonisten, die im Laufe dieses Buchs den Suizid planen, einen Suizidversuch durchführen oder durch Suizid sterben. Sieben vollendete Suizide werden bis in teilweise extrem grausame Details hinein geschildert. Wie in der *Penthesilea* erscheint der Suizid auch hier als unausweichliche Konsequenz scheiternder Lebensentwürfe, mehr noch als Ergebnis des moralischen Verfalls einer Gesellschaft (wie bei Sarah Kane), der bei aller vorgespielten Freizügigkeit die Menschen zu willenlosen Robotern macht (wie bei Euripides) – ausgeliefert den Machenschaften und der Profitgier des Turbokapitalismus. Sucht und Depression sind die Folgen – hier dargestellt als Begleiterscheinungen von Suizidalität, nicht als deren Ursachen.

Dass mehrere der genannten, allesamt bedeutenden Schriftsteller ihr Leben durch Suizid beendeten, sei hier lediglich angemerkt: Kane, Kleist, Zweig und auch Wallace. Mit Lucius Annaeus Seneca (65), Marina Zwetajewa (1927) und Sarah Kane (1996) sind es allein drei Autoren, die eine Phaedra-Bühnenversion erarbeitet hatten und später durch Suizid starben. Erinnert sei hier lediglich an eine Aussage von Matthias Bormuth (2008), Philosoph und Arzt gleichermaßen, dass sich im Hinblick auf selbstzerstörerische Impulse nur schwer entscheiden lasse, »ob psychopathologische Auffälligkeiten oder geistiger Radikalismus den Menschen und Künstler bestimmen«.

Suizid in der Oper

Vielleicht noch bemerkenswerter als die Darstellung des Suizids in der Literatur ist die ungewöhnlich häufige Verwendung dieses Sujets in der Oper. Die Literatur als Kunstform ist ebenso wie in ihrer sachbezogenen und wissenschaftlichen Gestalt stets ein Spiegel der Gegenwart, der darin reflektierten gesellschaftlichen Situation. Aber die Oper – eine Kunstform, die in ihrer artifiziellen Melodramatik gewöhnlich aus der harten Gegenwart in ein kunstvolles Traumland entführt, angefüllt mit Tenor-Helden und entsagungsvollen Sopranistinnen in einer Welt, die zuvörderst der ungehinderten Entfaltung des Wohlklangs dient? Eine Kunstform zudem, die ihre Blüte in einer Zeit hatte, in der Suizidhandlungen zwar keineswegs selten, im öffentlichen Bewusstsein jedoch weitgehend tabuisiert waren? Was waren die Motive, ein allenfalls als private Tragödie betrachtetes, aus der öffentlichen Wahrnehmung ansonsten ausgespartes Phänomen so häufig in die von Musik dominierte Szene auf der Bühne zu bringen?

Der Wiener Psychiater Erwin Ringel ist wiederholt in öffentlichen Veranstaltungen dem *Suizid in der Oper* nachgegangen. Im Wechsel mit Musikbeispielen und von professionellen Sängern vorgetragenen Arien suchte Ringel aus tiefenpsychologischem Verständnis die unbewussten Motive entsprechender Handlungsabläufe zu erklären, die zum Scheitern und zum Suizid der betreffenden Opernfiguren geführt hatten. Diese von Kostbarkeiten der Musik angereicherten Vorträge waren stets ein großer Publikumserfolg. Ringel hat die Essenz seiner Einsichten später in einem Buch publiziert mit dem bezeichnenden Titel *Unbewusst. Höchste Lust.* (Ringel 1990).

Neben den – im Übrigen in allen menschlichen Handlungen immer *auch* aufspürbaren – unbewussten Motiven mögen ganz pragmatische Gründe den Suizid so häufig auf die Opernbühne gebracht haben. Die schönste Musik kommt nicht zur Wirkung, wenn die Handlung auf der Bühne lahmt. Man kann das oft genug in misslungenen Opern-Inszenierungen erfahren. Interessante, aufreizende Handlungen aber sind – wie die vom Publikum stets geliebten Kriminalgeschichten – vom Tod durchsetzt. So gehören auch Morde auf der Opernbühne keineswegs zur Seltenheit oder das Sterben durch Krankheit, wie beispielsweise in Puccinis *La Bohème*. Und eben der Suizid.

Gerade in Giacomo Puccinis Opern sind Suizide ein nahezu essenzieller Bestandteil. Madame Butterfly ersticht sich, nachdem der Ehebetrug des Amerikaners Pinkerton offenbar geworden ist. Die Sklavin Liú ersticht sich ebenfalls, um den Namen von Prinz Calaf, der Turandot heiraten will, auch unter Folter nicht preiszugeben – es wäre sein Tod gewesen. In *Tosca* ereignen sich gleich zwei Suizide: Der entflohene politische Gefangene Angelotti ersticht sich bei erneuter Verhaftung. Tosca stürzt sich von der Engelsburg in Rom in die Tiefe, nachdem sie vom Polizeichef Scarpia gründlich betrogen worden war.

In Leoš Janáčeks Oper *Osud* springt die geistig verwirrte Mutter von Mila aus Wut über deren Beziehung zum Komponisten Zivný vom Balkon – und reißt ihre Tochter, die sie aufhalten will, mit in die Tiefe. Die Ehebrecherin Katja Kabanowa ertränkt sich in der nach ihr benannten Oper des tschechischen Komponisten in der Wolga.

In *Die Sache Makropulos* ist das weiter oben futuristisch genannte Gedankenexperiment (▶ Kap. 3.1) Wirklichkeit geworden: Die Sängerin Emilia lebt dank eines von ihrem Vater gebrauten Elixiers bereits seit mehr als dreihundert Jahren. Auf der Suche nach dem ihr nicht mehr greifbaren Rezept, das ihr abermaliges Weiterleben ermöglichen würde, geht sie mit dessen derzeitigem Besitzer widerwillig eine Affäre ein. Dessen Sohn, heillos in die schöne Emilia verliebt, erschießt sich daraufhin. Danach verzichtet Emilia resignierend auf die weitere Lebensverlängerung, gibt das Rezept zur Vernichtung frei und stirbt.

Die hier verwendete Suizidmethode, der Verzicht auf den möglichen Lebenserhalt, ist in der Realität heutzutage unter dem Begriff *passive Sterbehilfe* geläufig, die bewusste Unterlassung lebenserhaltender Therapie. Während ein solcher, jedem Patienten offenstehender Verzicht allgemein nicht als Suizidhandlung verstanden wird, ist die Suizidalität bei Janáčeks Emilia unübersehbar.

Die auch sonst in der Oper gezeigten oder genannten Suizidmethoden weisen nur begrenzte Übereinstimmungen mit der Realität auf. Während in Mitteleuropa der Suizid am häufigsten durch Erhängen vollzogen wird, gefolgt von Vergiftungen als zweithäufigster Methode, erhängt sich keine einzige Opernfigur. In dreiundzwanzig eher zufällig diesbezüglich betrachteten Opernsujets erfolgt der Suizid neunmal durch Erstechen, viermal durch Ertrinken, viermal durch Vergiftung, zweimal durch Sprung aus der Höhe, einmal durch Erschießen und dreimal durch andere Methoden (Verbrennen; sich lebendig begraben lassen: *Aida*).

Suizid im Lied

Außerhalb der Oper ist der Suizid nirgendwo in der Kunstform Musik präsent – es sei denn im Lied. Berühmt wurde die 1933 komponierte Ballade des ungarischen Pianisten Rezs Seress *Trauriger Sonntag*, eine höchst eindringliche Beschreibung einer präsuizidalen Stimmung mit einer geradezu suggestiven Melodik: »Der letzte Atemzug bringt mich für immer heim. Im Reich der Schatten da werd ich geborgen sein.« Das Lied wurde in unzähligen Versionen weltweit populär und titelgebendes Thema eines 1999 entstandenen deutsch-ungarischen Kinofilms. Es soll zu zahlreichen Suiziden angestiftet haben, wurde zeitweise als *Selbstmörder-Hymne* tituliert, die weitere Ausstrahlung der Ballade im Jahr 1992 vom ungarischen Rundfunk sogar untersagt (Bognar 2005). Der 1899 geborene Seress starb im Alter von 68 Jahren selbst durch Suizid.

In der Pop-Musik der letzten Jahrzehnte sind zahlreiche analoge Beispiele zu finden. Bereits vor fast zwanzig Jahren hat der Soziologe Volker Pöhls (1997) aus den Produkten bekannter internationaler Pop-Bands ein gutes Dutzend Lieder zusammengestellt, die den Suizid oder Suizidalität zum Inhalt haben, und diese textanalytisch untersucht. Einerseits befassen sich die Songs mit den Hintergründen von Suizidalität und erfolgtem Suizid, wobei die Motive fast immer schemenhaft verschleiert bleiben. Andererseits stehen in vielen dieser Lieder die Reaktionen des Umfelds ganz im Vordergrund – das Entsetzen, die Trauer, die Schuldgefühle, aber auch die Ratlosigkeit und die Wut auf jene, die den zurückbleibenden Freunden »keine Chance« mehr gegeben hätten. Eine Verherrlichung des Suizids als Losungsmöglichkeit bestehender Probleme fand Pöhls allenfalls hier und da angedeutet. In einigen Liedern sah er dagegen durchaus suizidpräventive Ansätze, die direkte Aufforderung, nicht aufzugeben, sondern Hilfe zu suchen, Ermutigungen zum Weiterleben.

Die Analyse deutet darauf hin, dass die Suizidthematik auch an den aktuellen Musikströmungen nicht gänzlich vorbeigeht, aber eher zurückhaltend und sorgsam, in keinem der untersuchten Produkte sensationsheischend aufgegriffen wird. Die öffentliche Resonanz auf diese Lieder unterscheidet sich damit ganz wesentlich von jener auf die Ballade vom *Traurigen Sonntag*.

Als der weltbekannte, äußerst populäre Pop-Sänger und Gitarrist Kurt Cobain 1994 durch Suizid starb, gab es entgegen den Befürchtungen nur wenige Todesfälle durch Nachahmer – möglicherweise infolge einer frühen Intervention seiner Witwe, die neben aller Trauer auch ihre Wut über diese überstürzte Flucht aus dem Leben (nach einer abgebrochenen Drogenentzugstherapie) öffentlich angesprochen hatte. In mehreren Songs seiner Band Nirvana war der Suizid ein Thema gewesen, so in *I hate myself and I want to die* – auch hier allerdings ohne jede Idealisierungstendenz.

Der wohl bekannteste Liederzyklus, der mit Suizidgedanken und Suizidtendenzen in Verbindung gebracht wird, ist die *Winterreise* von Franz Schubert unter Verwendung der Gedichte von Wilhelm Müller (▶ Kap. 5.2). Der Zyklus von vierundzwanzig Liedern vermittelt in der Tat, vor allem durch die musikalische Umsetzung, eine durchgehend bedrückende, depressive Stimmung, der sich wohl kaum ein Zuhörer entziehen kann. Die Gefühlswelt eines verzweifelten, seelisch tief verletzten Wanderers erscheint in allen nur denkbaren Schattierungen: von abgrundtiefer Resignation bis hin zu wütender Auflehnung, Ironie und Sarkasmus, von der Flucht in Wahngebilde, Träume und Illusionen bis hin zur völligen Leugnung der Realität vor sich selbst.

Bei aller auf den Tod zielenden Sehnsucht wird Suizidalität in direkter oder offener Form allerdings kaum vermittelt. Sie teilt sich mehr durch das musikalische Geschehen als durch den Text mit. So ist es schon ein wenig überraschend, dass der große englische Tenor Ian Bostridge, seit 30 Jahren mit dem Schubert-Zyklus befasst und vertraut, in seiner grandiosen umfassenden Erklärung und Kommentierung der *Winterreise* zwar wiederholt die im Ablauf des Zyklus immer stärker hervortretende, bisweilen romantisch verbrämte Todessehnsucht anspricht, aber nicht ein einziges Mal explizit die darin lauernde Suizidalität (Bostridge 2015). Nur im allerletzten Satz zum letzten Lied des Zyklus, *Der Leiermann*, heißt es: »Nach einem kurzen leidenschaftlichen Anschwellen der Drehleier-Klänge [...] wird die Musik schwächer, bis hin zum Pianissimo und einer finalen Kadenz, die uns in ihrer Unbestimmtheit die Freiheit lässt, unser eigenes Ende zu wählen«.

In den Liedtexten taucht zwar von Beginn an die Sehnsucht nach *Ruhe*, ein konkretes Todesverlangen aber nur zögerlich auf. Erst im 9. Lied *Irrlicht* klingt dieses an, wenn es heißt:

>*»Jeder Strom wird's Meer gewinnen*
>*Jedes Leiden auch sein Grab.«*

Im 14. Lied *Der greise Kopf* bedauert der Wanderer, noch immer so jung zu sein, wie er ist, wie weit der Weg noch sei »bis zum Grabe«.

Erst im 20. Lied *Der Wegweiser* wird die Todessehnsucht konkret (vgl. Zitat zu ▶ Kap. 2.1). Es klingt da so, als sei der Entschluss zum Suizidvollzug schon gefasst. Als der Wanderer aber im darauffolgenden Lied *Das Wirtshaus* auf einen Totenacker, einen Friedhof, gerät, fühlt er sich enttäuschend abgewiesen:

>*»Sind denn in diesem Hause*
>*Die Kammern all besetzt?*
>*Bin matt zum Niedersinken,*
>*Bin tödlich schwer verletzt.*
>*O unbarmherzige Schenke,*
>*Doch weisest du mich ab?«*

Schubert selbst, wie Bostridge in seinem Vorwort Schuberts nächste Freunde zitiert, soll sich während der Komposition der *Winterreise* düster gestimmt und niedergeschlagen gefühlt haben. Die Komposition soll ihn nach eigenen Worten »mehr angegriffen (haben), als dieses bei anderen Liedern der Fall war«. Auch die Freunde und großen Verehrer von Schuberts Liedkunst seien zunächst alles andere als begeistert gewesen, als Schubert ihnen zum ersten Mal den Zyklus vortrug. Der berühmte Pianist Alfred Brendel schreibt dazu emphatisch: »Bei aller Todesnähe rechtfertigt die Existenz dieser Lieder unser Leben« (2015).

Suizid im Film

Menschen in aller Welt gehen ins Kino, um sich zu unterhalten – mal ein bisschen seicht, mal tiefgründiger, je nachdem. Der Film ist – wie wohl jedes Kunstwerk – eine Art Spiegel unserer Gesellschaft mit all ihren Schattierungen. Auch der Suizid ist eine gesellschaftliche Realität, wenn auch ein relativ seltenes Ereignis (gut 1 % aller Todesfälle in Deutschland). Spielt der Suizid demnach auch im Film gelegentlich eine Rolle?

Eine Tagung in der Evangelischen Akademie Arnoldshain im Taunus war im Frühjahr 2015 dieser Frage gewidmet. Über zwei Tage wurden – unter der Ägide des Frankfurter Theologen und Medizinethikers Kurt Schmidt – Ausschnitte aus knapp zwei Dutzend Filmen gezeigt, die sich mit dem Suizid in seinen diversen Varianten befassen, einschließlich seiner Funktion als Mittel zur Sterbehilfe. Nach der bislang weltweit einzigen speziell diesem Themenkreis gewidmeten Publikation (Stack und Bowman 2011) enthalten mehr als 10 % aller in Amerika gedrehten Filme Suizidszenen. Anders als im gegenwärtigen psychiatrischen Verständnis sind die einem Film-Suizid zugrundeliegenden Motive nur zu gut 20 % durch psychiatrische Krankheit bedingt, in weiteren knapp 20 % durch Persönlichkeitsstörungen, durch *Psychopathie*. In über der Hälfte werden die Suizide im Film auf belastende soziale Beziehungen zurückgeführt, bei fast einem Viertel sind ökonomische Probleme oder der Tod eines Nahestehenden einflussnehmend, also externe soziale Ursachen.

Ein der Dramaturgie geschuldetes verzerrtes Spiegelbild oder doch auch ein Stück Wahrheit jenseits aller Wissenschaft? Stack und Bowman beklagen schon im Vorwort zu ihrem Buch die sträfliche Vernachlässigung sozialer Faktoren in der Suizidforschung.

Ist der Film überhaupt geeignet, ein derart abgründiges, zutiefst menschliches Thema kompetent darzustellen? Vielleicht am stärksten berührend und zugleich irritierend sind reale, mit der Handkamera dokumentierte Sequenzen wie der in einer amerikanischen TV-Dokumentation »How to die in Oregon« gezeigte Vollzug einer ärztlichen Suizidassistenz. Der Moderator Kurt Schmidt verwies in diesem Zusammenhang auf die Fiktionalität des Mediums Film, auf die schiere Notwendigkeit, dass jedes Kunstwerk eigenen Regeln zu folgen hat, die über die Wirklichkeit, in der wir leben, etwas aussagen, mit ihr aber nicht identisch sind.

Diese Feststellung bestätigt sich auf beispielhafte Weise in dem von Untergangsstimmung geprägten Film *Melancholia* des dänischen Regisseurs Lars von Trier. Dessen erster Teil, von Richard Wagners Tristan-Ouvertüre unterlegt, ist ein umfassender, höchst artifizieller Prolog über nichts anderes als die humane Befindlichkeit in tiefer Depression.

Wilbur wants to kill himself

Einen ganz anderen Ton schlägt der 2003 publizierte Film der dänischen Regisseurin Lone Scherfig über die Suizidalität eines jungen Mannes an.

Der attraktive Wilbur, dem die Frauen reihenweise verfallen, weil er nichts tut, als ihnen »gerade in die Augen zu sehen«, sucht den Tod, wo immer es nur geht. Als Zuschauer werden wir Zeugen seiner zahlreichen Suizidversuche. Er probiert alles aus. Kein Theater, mehrfach ist er beinahe tot. Therapieversuchen begegnet er mit destruktivem, zugleich die Ohnmacht der Therapeuten entlarvendem Zynismus. Der sanfte Bruder Harbour, der nach dem Tod des dominierenden, drakonischen Vaters die familiäre Buchhandlung am Rande der Insolvenz weiterführt, bemüht sich rührend um Suizidprävention. Wilbur ist desperat, ein lieb-charmantes Ekel.

Warum will sich Wilbur umbringen? Er scheint von dem Gedanken geradezu besessen zu sein. Im Alter von fünf Jahren hat er seine Mutter verloren. Schlimmer noch: Er fühlt sich schuldig an ihrem Tod. Als die kranke, verwirrte Frau in einer bitterkalten Dezembernacht – so wird erzählt – der Verwahranstalt entflohen und mit nichts als einem Nachthemd bekleidet an die Scheiben der Buchhandlung klopfte, war Wilbur der Einzige, der das Zeichen hörte, aber die Haustür nicht zu öffnen wagte, da es aus ärztlichem und väterlichem Munde geheißen hatte, die Mutter werde die Rückkehr nach Hause nicht überleben. Welch bittere Ironie: Man fand sie am nächsten Morgen erfroren im Schnee vor der Tür.

Wilbur wurde zum »schwierigen Kind«, rebellierend, trotzig und sarkastisch. Erwachsen wurde er nicht. Frauen in ihrer anmachenden Betulichkeit werden ihm lästig, oft zuwider. Beziehungen meidet er nach Möglichkeit, außer jener zum Bruder – mit Distanz haltender, oft unverschämter, anmaßender Ironie.

Die Sache ändert sich erst, als der erotisch zaghafte Harbour endlich eine Kundin, der selbst das Wasser bis zum Halse steht, heiratet und ausgerechnet diese junge Schwägerin Alice, kaum ist sie in die Wohnung eingezogen, Wilbur vom Deckenhaken knüpft, an dem er sich beinahe endgültig zum Tode befördert hat. Beim Abknüpfen liegen sich beide für einen Moment erstmals in den Armen. Wider Willen beider entwickelt sich eine Beziehung, Wilbur stellt seine Suizidhandlungen vorläufig ein.

Die suizidträchtige Story hat, wie es sich für einen ordentlichen, angeblich komödiantischen Film gehört, eine Art Happy End. Bei Harbour wird ein Bauchspeicheldrüsenkrebs diagnostiziert (von den Ärzten zunächst linkisch und umständlich kaschiert). Wider Willen lässt er sich erst auf das impulsive Drängen seiner – von Schuldgefühlen belasteten, weil längst auf dem erotischen Trip zu Wilbur befindlichen – Frau Alice auf Therapieversuche ein. Er mimt den genesenden Kranken, derweil Wilbur gemeinsam mit Schwägerin und deren kleiner unehelicher Tochter zu Hause im Bett der Eheleute schläft. Als die Verhältnisse unhaltbar werden, suizidiert sich der ohnehin todgeweihte Harbour am Weihnachtsabend in seinem Krankenhausbett. Wilbur und die trauernde Witwe Alice werden ein Paar. Der Film ist aus.

Was macht diesen Film, dessen »Plot« so sehr an eine tränenrührende Seifenoper erinnert, zur Kunst? Welches ist – um mit Kleist zu sprechen – die »*eine*

Empfindung«, die er »mit ganzer Kraft« darstellt und die ihn zur Kunst erhebt? Es ist sicherlich nicht die Darstellung der Psychopathologie, die er auch zeigt, die Wirkung der familiären, gar genetischen Vorbelastung, die Folgen liebesentbehrter Kindheit und der tödlich lastenden Schuld, die in Lebensüberdruss und Lebensversagung mündet. Es ist gewiss auch nicht die Botschaft der sinnstiftenden Funktion der Beziehung, die der Film zweifellos – zumindest in den Augen des suizidpräventiv denkenden Experten – auch transportiert. (Es wäre eine ziemlich oberflächliche, abgeschmackte Empfindung, denn wohl jeder Betrachter fühlt, dass die Geschichte mit dem Film nicht zu Ende ist, sondern – vermutlich grausam – weitergeht, wenn die Realität des Lebens sich des jungen Glücks erst einmal wirksam bemächtigt.)

Was dieser Film zeigt und ihn so besonders macht, ist die Banalität des alltäglichen Missverstehens, die unbeabsichtigte Doppeldeutigkeit der belanglosen Worte und Gesten. Beinahe unablässig geschieht in diesem Film etwas, was anders erscheint, als es gezeigt wird, was anders verstanden wird, als es gemeint war. Jede Handlung, jedes gesprochene Wort ist plausibel aus der Situation heraus, und doch ist es auf absurde Weise missverständlich. Wie alle unsere Handlungen und alle unsere Worte so etwas wie einen doppelten Boden haben.

Wenn die Ärzte gemeint hatten, die kranke Mutter werde die Rückkehr nach Hause nicht »überleben«, so war das gewiss nicht so gemeint, dass man die nur mit einem Nachthemd Bekleidete in kalter Winternacht im Schnee stehen lassen, ihr nicht die Tür öffnen sollte. Aber der Fünfjährige hatte diese Mitteilung des strengen Vaters missverstanden – mit tödlicher Folge. Wenn der todkranke Harbour dem suizidgefährdeten Wilbur ans Herz legt, sich – so gut er es nur könne – der armen Alice »anzunehmen«, so zerreißt es dem in die sich anbahnende Erotik zwischen Alice und Wilbur eingeweihten Zuschauer fast das Herz. Und als Harbour in seiner Krankenstube gerade die tödliche Dosis Schlaftabletten geschluckt hat, um der Sache ein Ende zu setzen, erscheint die Nachtschwester mit der freundlich-belanglosen Frage, ob der Patient noch »etwas zum Einschlafen« wünsche.

Ja, so reden wir, zeigt uns der Film, und wir wissen nicht, was wir damit anrichten. Der stets unterschwellige Sarkasmus des Alltags lässt ausgerechnet Wilbur, den ewigen Suizidenten, zum Retter einer Frau werden, die sich – zufällig vor seinen Augen – im Fluss ertränken will, während der stets sanft und eindringlich Wilburs Suizidneigung bekämpfende Harbour es ist, der sich am Ende suizidiert.

Vertrag mit meinem Killer

Die grundsätzlich in jeder Suizidintention enthaltene Ambivalenz wird in anderer Form auch in dem 1990 entstandenen, von absurder Szenenkomik geprägten Drama des finnischen Filmautors Aki Kaurismäki thematisiert. Der vereinsamte und nach dem Verlust seines Arbeitsplatzes offensichtlich schwer deprimierte Angestellte Henri sieht keinen anderen Ausweg als sich umzubringen. Aber der Haken, an dem er sich erhängen will, reißt aus der Zimmerdecke.

So engagiert er, um sicher zu gehen, im kriminellen Milieu einen Berufskiller, der ihn aufsuchen und erschießen soll. Bevor es aber zur Ausführung der Tat kommt, begegnet Henri einem Blumenmädchen, in das er sich verliebt. Die daraufhin versuchte Stornierung des Tötungsauftrags misslingt, weil der Killer nicht mehr auffindbar ist. Dieser hat inzwischen erfahren, dass er, unheilbar an Krebs erkrankt, nur noch eine kurze Lebensspanne hat. Seinen Auftrag, für den er das Geld bereits eingestrichen hat, will er als anständiger Ganove allerdings noch unbedingt erfüllen. So kommt es nach langer Verfolgungsjagd zum *High Noon*, zur Begegnung der beiden Männer in einer einsamen, abgewrackten Trümmerlandschaft. Aber der todkranke Killer erschießt schließlich nicht Henri, sondern sich selbst.

Suicide Club

Der in Anlehnung an Nick Hornbys Roman *A Long Way Down* (▶ Kap. 2.3) im Jahr 2001 als Abschlussarbeit an der Kunsthochschule Kassel entstandene Film von Olaf Saumer zeigt gleichfalls die von Ambivalenz geprägte Unsicherheit in praktisch jedem Entschluss zur Selbsttötung. Fünf einander ansonsten völlig fremde Menschen haben sich anonym verabredet, gemeinsam im Morgengrauen vom Dach eines Hochhauses zu springen. Sie wissen nichts voneinander, kennen nicht die Motive der anderen, sind sich bislang niemals begegnet. Nichts verbindet sie als der gemeinsame Wunsch, ihr Leben so rasch wie möglich zu beenden. Doch dann, als sie zum Absprung bereit allesamt auf der Brüstung stehen, kommt etwas dazwischen – eigentlich nur Lappalien, verbunden mit dem erwachenden Leben in der Stadt. Sie zwingen das Quintett schließlich, um nicht ahnungslose Fußgänger zu gefährden, einen günstigeren Moment, vielleicht den späten Abend, abzuwarten. In den nunmehr gemeinsam verbrachten Stunden auf dem Hochhausdach, da es kein Zurück gibt, entwickelt sich allmählich, fast unmerklich, menschliche Beziehung. Die Unvermeidlichkeit dessen, was zwischen Menschen passiert, wenn sie einander – wie auch immer – begegnen, ist das Kernthema, das hier vorgeführt wird: wie sehr es dem Tod entgegensteht.

Liebe

Im Zuge der sich über Jahre in Deutschland hinziehenden Debatte über die Berechtigung zur Suizidassistenz bei schwer Leidenden entstanden neben filmischen Dokumentationen auch mehrere Spielfilme, die dieses Thema in unterschiedlicher Form aufnahmen.

In Michael Hanekes vielfach preisgekröntem Film geht es vordergründig nicht um den Suizid, sondern um den Umgang mit der durch Krankheit, Kommunikationshindernisse, Überforderung geprägten Endphase des Lebens zweier alt gewordener Menschen. Nur an zwei Stellen im Film wird der Suizid kurz thematisiert. Einmal, als die Tochter des hochbetagten Protagonisten-Paares vom Suizidversuch einer Bratschistin erzählt, einer Nebenbuhlerin, mit der ihr flatterhafter Ehemann ein Verhältnis hatte. Der Suizidversuch war Anlass für ihn, reumütig in den Hafen der Ehe zurückzukehren. Dann, wenn wir Zeugen werden, wie es deren halbseitig gelähmter, über 80-jährigen Mutter nicht gelingt, durchs geöffnete Fenster hinauszuspringen. Ihr Ehemann, er hatte ein Taxi genommen, war unerwartet frühzeitig zurückgekehrt und hält sie vom Suizid ab.

Und dennoch ist jedem Kinobesucher klar, dass der Film mit einem Suizid endet. Er wird nicht gezeigt, nur in den Vorbereitungen angedeutet. Der alte Mann, nachdem er seine nach mehreren Schlaganfällen gelähmte, dahinsiechende, nur noch marginal kommunikationsfähige Frau schließlich in einem kurzen verzweifelten Affekt mit dem Kopfkissen erstickt hat, ist wenig später einfach verschwunden. Die gemeinsame Wohnung ist verwaist, wird, offenbar erst nach Tagen, von der Feuerwehr aufgebrochen. Zuvor hatte er noch lange Briefe geschrieben, bis in die tiefe Nacht hinein. Die Tochter kommt im letzten Bild allein in die entleerte Wohnung – es gibt ihn nicht mehr.

Ist der erweiterte Suizid also die Lösung, wenn die über viele Jahrzehnte reichende Beziehung zweier alt gewordener Menschen durch Krankheit, Leid und heranrückendes Sterben dem Ende zusteuert? Eine solche Schlussfolgerung gibt dieser langsam atmende, bis in den letzten Winkel hinein menschlich und psychologisch austarierte Film nicht her. Er zeigt einfach, wie es Menschen gegen Ende des Lebens ergehen kann, nicht weniger, nicht mehr, ohne jede Wertung. Und er zeigt auch, dass all die guten Absichten und schönen Reden von optimierter häuslicher Pflege, vom Primat der Palliativmedizin, ja, auch von einer Regelung der Sterbehilfe zu kurz greifen. Weil die individuell erlebte Wirklichkeit am Ende doch ganz anders aussieht, weil all die gut gemeinten Angebote letztlich, in entscheidender Situation, nicht passend sind, am menschlich Besonderen abprallen.

Haneke hat seinen Film *Liebe* genannt. Er hätte ihn auch *Leben* nennen können – oder *Tod*. Oder *Mord*, besser noch: *Totschlag*. Oder eben: *Suizid*.

Und morgen Mittag bin ich tot

Der Film von Frederik Steiner zeigt die zwei letzten Lebenstage einer eben Zweiundzwanzigjährigen. Sie ist auf dem Weg nach Zürich, um an ihrem Geburtstag ihr Leben mit Hilfe einer schweizerischen Sterbehilfeorganisation zu beenden. Mit einer weit fortgeschrittenen Mukoviszidose, beinahe im terminalen Stadium, will sie nicht elend im Schleim ihrer Bronchien ersticken, sondern selbstbestimmt sterben. Auf die einzig denkbare Alternative, eine transplantierte Lunge, will sie nicht mehr warten – nachdem der in gleicher Weise zuvor erkrankte ältere Bruder kurz nach einer solchen Operation gestorben ist.

Der Film konzentriert sich auf die Gleichzeitigkeit des einerseits feststehenden Entschlusses zu sterben, der andererseits zeitweise fast überquellenden Lebenssehnsucht der betroffenen Lea. Vor allem aber beschäftigt er sich mit den Zumutungen an das soziale Umfeld: die herbeigerufene Familie, den Ex-Geliebten, der zudem auch noch Chirurg ist, den für die Rezeptverschreibung erforderlichen Arzt, die schizophrene Zufallsbekanntschaft im Hotel-Nachbarzimmer, der die erwünschte Sterbehilfe versagt bleibt. Die in der Schweiz angebotenen Praktiken zur Lebensbeendigung werden weder heroisiert noch verteufelt.

Die allerletzte Einstellung des Films ist ein Rückblick: Die sechsjährige, damals noch gesunde Lea bläst in einem Zug sämtliche Kerzen auf ihrem Geburtstagskuchen aus. Ein gängiges Klischee, das hier zur einer den Atem nehmenden Symbolhandlung mutiert.

Suizid und bildende Kunst

Dass der Suizid auch in der bildenden Kunst eine gewisse Rolle spielt, ist nicht unerwartet. In den Bildern der Maler spiegelt sich das gesellschaftliche Geschehen der Gegenwart mindestens so sehr wie in der Literatur. »Umso erstaunlicher ist es«, schreiben Thomas Bronisch und Werner Felber im Vorwort zu ihrem umfassenden Buch *Der Selbstmord in der Kunst* (2014) »dass es kaum Literatur zu diesem Thema gibt«. Tatsächlich habe es in deutscher Sprache noch keine einzige Monografie über den Suizid in der bildenden Kunst gegeben, auf Englisch nur eine einzige. Dabei weisen die beiden Autoren – auch in ihren regelmäßigen Beiträgen für die Zeitschrift *Suizidprophylaxe* – nach, dass von der Antike bis in die Gegenwart in zahllosen Kunstwerken der Suizid einen Niederschlag gefunden hat. Allein schon die bildnerische Darstellung antiker Mythen wie die Suizide des Ajax, des Judas oder von Seneca ist in zahllosen Varianten Teil des Weltkulturerbes.

Bronisch und Felber haben zudem mehr als 150 bildende Künstler ermittelt, die durch Suizid gestorben sind. Ob die Suizidhäufigkeit unter Malern und Bildhauern im Vergleich mit der Allgemeinbevölkerung erhöht ist, lässt sich aus solchen Angaben allerdings nicht erschließen.

Als ein typisches Beispiel für den bildnerischen Umgang mit der Suizidthematik sei eine Lithografie des sozialkritischen Malers Georg Grosz erwähnt: *Menschen in der Straße* (1915/16). Das Bild zeigt eine Alltagsszene, eine Straße mit vielen aneinander vorbei hastenden Menschen, Kutschen, Pferdewagen, Handkarren, im Hintergrund eine Eisenbahn. Zugleich fällt der Blick in die Fenster eines Etagenhauses mit mehreren zwischenmenschlichen Szenen: im Keller zwei durch das vergitterte Fenster herausschauende Köpfe; im Erdgeschoss zwei, die mit dem Besen aufeinander losgehen; im ersten Stock ein sich küssendes Paar; im obersten Geschoss hat sich gerade ein alter Mann erhängt. Der Suizid nicht als Fremdkörper im Alltag, sondern als dessen untrennbarer Teil.

Eine seltsame Besonderheit ist die Radierung *Selbstmörder* des deutschen, in Nordschleswig geborenen Malers, Zeichners und Grafikers Hans Fuglsang: eine gerupfte Gans mit der Schlinge um den Hals, aufgehängt an einem Strick. Fuglsang fiel im Alter von nur 28 Jahren als Soldat im Ersten Weltkrieg 1917 in den Ardennen. Hatte er das eigene Schicksal als ein der destruktiven Militärmacht hilflos ausgelieferter Kanonier bildnerisch vorausgeahnt?

3.4 Suizid in den Medien

Die Wochenzeitschrift DIE ZEIT brachte im Oktober 2015 die Besprechung eines musikalischen Ereignisses in Berlin: In fünf Konzerten an fünf direkt aufeinander folgenden Tagen hatten die Berliner Philharmoniker unter ihrem Chefdirigenten sämtliche neun Symphonien von Ludwig van Beethoven zur Aufführung gebracht. Die Rezensentin, eine exzellente Kennerin im Bereich der Klassik, war nicht mit allem zufrieden, was sie gehört hatte. Zur Darbietung der berühmten fünften, der *Schicksals-Symphonie* schrieb sie:

> »*So fetzig nimmt Rattle das Allegro con brio, so kurzatmig und bissig. Das mag viel lärmenden Applaus provozieren, die Antwort aber, was man mit dem Schicksal anstellt, wenn es unaufgefordert in der Tür steht, bleiben die Philharmoniker mit maximalem Aufwand schuldig. Vielleicht wird sie nebenan gegeben, im Kammermusiksaal, wo an diesem Abend das Artemis-Quartett mit Bach und Piazzola seines Bratschers Friedemann Weigle gedenkt. Der 53-Jährige hat sich im Sommer umgebracht*« (Lemke-Matwey 2015).

Eine Meldung, die wie ein Donnerschlag in die Welt der schönen Künste einbricht. Den überraschenden Tod des bekannten Musikers hatten die Medien schon zuvor gemeldet, nicht aber die Todesart benannt. Suizid – das Schicksal, das »unaufgefordert in der Tür steht«. So müssen es die Angehörigen und Freunde, vor allem auch die drei anderen Mitglieder des weltberühmten Streichquartetts empfunden haben, deren berufliche Existenz mit einem Schlag fundamental bedroht ist. Inzwischen verkünden die Musiker auf ihrer Homepage die Einrichtung einer Stiftung im Namen des Verstorbenen bei der Deutschen Depressionshilfe. Der Bratscher habe jahrelang unter einer bipolaren Störung gelitten. Das Programm solle sich mit den Besonderheiten der Erkrankung bei Musikern befassen.

Das Scheitern oder auch drohende Scheitern von Menschen, die in der Öffentlichkeit stehen, lässt sich im Zeitalter der allgegenwärtigen Medien nicht mehr dauerhaft verbergen. Am Augenfälligsten wird diese Tatsache regelhaft bei einem Prominenten-Suizid. Der Tod von Gunter Sachs wurde als Medienereignis geradezu zelebriert. Nur wenige Stunden, nachdem der ehemalige Playboy sich erschossen hatte, kursierten rund um den Erdball Inhalte eines angeblichen Abschiedsbriefs, in dem der Entschluss zur Tat mit der Furcht vor Alzheimer-Demenz begründet wurde. Die Folge war eine intensive, öffentliche und auch in Fachkreisen geführte Debatte über die Gefahr dementer Entwicklungen im Alter und die sich daraus ergebenden Konsequenzen. So als sei diese Gefahr neu und erst jetzt ins Bewusstsein getreten.

Der Suizidtod von Robert Enke, dem ehemaligen Torwart der deutschen Fußball-Nationalmannschaft, war in den ersten Monaten danach von einem deutlichen Anstieg von Eisenbahnsuiziden junger Männer gefolgt. Zugleich kam jedoch auch die bislang noch immer verbreitete Tabuisierung psychischer Erkrankungen, vor allem der Depression, im öffentlichen Umgang, vor allem in den Sportvereinen, zur Sprache und hatte eine ganze Reihe von Gegenreaktionen zur Folge. So hat sich eine inzwischen gegründete Robert-Enke-Stiftung zum Ziel gesetzt, das Thema Depression in der Öffentlichkeit noch offener zu kommunizieren und entsprechend aufzuklären.

Der vom Co-Piloten induzierte Absturz einer Germanwings-Maschine über den französischen Alpen war im Frühjahr 2015 über mehrere Wochen das Top-Thema aller Medien. Auch nachdem schnell bekannt geworden war, dass es sich um den erweiterten Suizid eines wegen einer psychischen Störung Krankgeschriebenen gehandelt hatte, rissen die Spekulationen über die internen Hintergründe und die möglichen Folgen für die gesamte Luftfahrtindustrie nicht ab.

Ob und wie die Redaktionen von Zeitschriften, Rundfunk- und Fernsehanstalten mit dem Suizid in ihren Verlautbarungen umgehen sollen, ist seit vielen Jahren ein Gegenstand der Diskussion und der Forschung. Medien haben in jeder Demokratie eine unverzichtbare Kontrollfunktion. Sie sind neben Legislative, Exekutive und Rechtsprechung die vierte Säule, auf denen die staatlichen Fundamente ruhen, und sie müssen unabhängig sein von jeglicher Bevormundung.

Die weitgehende Tabuisierung des Themas Suizid in der Öffentlichkeit noch in den 1960er und zu Beginn der 1970er Jahre wurde in Deutschland vehement durchbrochen durch eine Fernsehserie, die sich mit den Umständen und Hintergründen des Suizids eines Abiturienten befasste und im Frühjahr 1981 erstmals gesendet wurde: *Tod eines Schülers*. Bereits kurze Zeit später folgte die Nachricht, dass die Suizidhäufigkeit von jungen Männern etwa gleichen Alters nach Ausstrahlung der Sendung enorm angestiegen war. Ein solcher Anstieg war auch nach Wiederholung der Serie im Fernsehen ein Jahr später nachweisbar (Schmidtke und Häfner 1986).

In den Jahren nach der Eröffnung der U-Bahn in Wien kam es zu einer ständig ansteigenden Zahl von Suiziden auf deren Schienen. Einer Forschergruppe der dortigen Universität gelang eine Vereinbarung mit den Wiener Zeitungen, gar nicht oder nur noch mit größter Zurückhaltung über U-Bahn-Suizide zu berichten. In der Folge ging die Suizidhäufigkeit auf den Schienen in Wien drastisch zurück (Etzersdorfer und Sonneck 1998).

Es gibt noch viele weitere Beispiele, wie dieses – oft als *Werther-Effekt* titulierte – Phänomen durch mediale Vermittlung beeinflussbar ist. Ob es nach der Publikation von Goethes Erfolgsroman *Die Leiden des jungen Werthers* tatsächlich zu einem erheblichen Anstieg der Suizidhäufigkeit am Ende des 18. Jahrhunderts gekommen ist, wird heute kontrovers diskutiert und überwiegend bezweifelt. Statistiken wurden seinerzeit noch kaum geführt, die zuvor bestehende Strafbarkeit des Suizids war gerade erst durch Friedrich den Großen aufgehoben worden. Dennoch blieb der Suizid in den Augen der meisten Menschen eine verworfene Tat, die geleugnet werden musste, um ein christliches Begräbnis zu ermöglichen. Einzelne berichtete Fälle von jungen Männern, die wie Werther gekleidet und mit Goethes Roman im Rock erschossen aufgefunden worden waren, sagen nichts Verlässliches aus über eine statistische Häufung. Suizide waren seinerzeit keine Seltenheit, trotz (oder wegen?) der Ächtung, die Kostümierung gibt ihnen einen quasi rituellen Rahmen, wie er auch heute noch im einen oder anderen Fall genutzt wird, um der Tat einen Anstrich von Würde zu verleihen.

Goethe selbst schrieb in seinem Alterswerk *Dichtung und Wahrheit* über die Suizidhäufigkeit in seiner Jugend und »die Symptome des Lebensüberdrusses, der nicht selten in den Selbstmord ausläuft, und bei denkenden und in sich gekehrten Menschen häufiger war, als man glauben kann« (1961). Er gibt dabei selbst den Hinweis auf mögliche Imitationseffekte, in diesem Fall durch die seinerzeit sehr beliebte englische Literatur, unter deren Einfluss man sich mit dem Gedanken »befreundet« habe, »das Leben, wenn es einem nicht mehr anstehe, nach eigenem Belieben allenfalls verlassen zu können«.

Er selbst sei solch ein Fall gewesen, dem »eigentlich aus Mangel an Taten, in dem friedlichsten Zustande von der Welt, durch übertriebene Forderungen an sich selbst das Leben verleidet« gewesen sei. Er wisse am besten, »was für Pein ich darin erlitten, was für Anstrengung es mich gekostet, ihr zu entgehen«. Er habe über »die verschiedenen Todesarten, die man wählen könnte, wohlbedächtig« Betrachtungen angestellt. Er sei nur deshalb über die »Grille des Selbstmords« hinweggekommen, da es ihm nicht gelingen wollte, die Spitze des Dolchs, für den als einzig ihm würdiges Todesinstrument er sich entschieden hatte, »ein paar Zoll tief in die Brust zu senken«. Um aber »mit Heiterkeit« weiterleben zu können, »musste ich eine dichterische Aufgabe zur Ausführung bringen, wo alles, was ich über diesen wichtigen Punkt empfunden, gedacht und gewähnt, zur Sprache kommen sollte«.

Nach Abfassung des Manuskripts, schreibt Goethe,

> »*fühlte ich mich, wie nach einer Generalbeichte, wieder froh und frei, und zu einem neuen Leben berechtigt.* [...] *Wie ich mich nun aber dadurch erleichtert und aufgeklärt fühlte, die Wirklichkeit in Poesie verwandelt zu haben, so verwirrten sich meine Freunde daran, indem sie glaubten, man müsse die Poesie in Wirklichkeit verwandeln, einen solchen Roman nachspielen und sich allenfalls selbst erschießen; und was im Anfang unter wenigen vorging, ereignete sich nachher im großen Publikum und dieses Büchlein, was mir so viel genützt hatte, ward als höchst schädlich verrufen.*«

Die Wirkung des Romans sei »groß, ja ungeheuer« gewesen, »vorzüglich deshalb, weil es genau in die rechte Zeit traf«. Denn die Reaktion des Publikums sei deshalb so mächtig gewesen, »weil die junge Welt sich schon selbst untergraben hatte, und die Erschütterung deswegen so groß, weil ein jeder mit seinen übertriebenen Forderungen, unbefriedigten Leidenschaften und eingebildeten Leiden zum Ausbruch kam«.

Nach Goethes Meinung ist die Imitationswirkung des Suizids durch Vermittlung der Medien, in diesem Fall seines Romans, also untrennbar verbunden mit einer vorbestehenden in der Bevölkerung bereits verbreiteten Lebensmüdigkeit und Suizidtendenz. Die »Widerreden« gegen die Publikation habe er »keineswegs verdrießlich« gefunden und sich über die in den nachfolgenden Jahren erschienenen Parodien des *Werthers* erheitert.

Da sich trotz der gewonnenen Erkenntnis über einen möglichen Imitationseffekt ein totales Berichtsverbot über Suizide in den Medien nicht durchsetzen lässt, der in demokratischen Staaten garantierten Pressefreiheit ja auch entgegenstünde, wurden zumindest Vorschläge den Journalisten nahegebracht, mit Zurückhaltung und ohne Sensationsgebaren über erfolgte Suizide zu berichten. Auch das ließ sich nur teilweise durchsetzen. Immerhin folgten viele seriöse Medien der Anregung, allenfalls kurz und sachlich über Suizide zu berichten, ohne Bild, ohne biografische Details, ohne Schlagzeile, und dabei auch Hinweise auf bestehende Einrichtungen der Krisenhilfe zu geben.

Erst nach und nach wuchs dann die Erkenntnis, dass Tabuisierung und Verschweigen keine geeigneten Strategien sind, die Suizidhäufigkeit in der Bevölkerung zu mindern. Sie bewirken eher das Gegenteil – wie die Historie hierzulande zeigt, ebenso wie in jenen Ländern, in denen noch immer ein atavistisch anmutendes Suizidverbot dominiert. Eine offensive Berichterstattung über die Möglichkeiten einer Rettung vor dem Suizid wurde sogar als hilfreich erkannt, um Menschen von der finalen Tat abzuhalten. Die Wiener Forscher nannten es *Papageno-Effekt* in Anlehnung an Mozarts Oper *Die Zauberflöte* (Niederkrotenthaler et al. 2010).

Nun kann der ebenso lebenslustige wie leichtfertige Vogelfänger aus Mozarts Märchenoper kaum als Prototyp des Suizidgefährdeten gelten. Seine eher komödiantischen, mehrfach verzögerten Andeutungen, sich aus Liebeskummer zu erhängen, erweisen sich durch den klugen Hinweis von Knaben, er möge doch mit Hilfe seines Glockenspiels die Geliebte wieder herbeizaubern, als überflüssig. Sie sind nicht mehr erforderlich, denn der Appell war erfolgreich. Der Zauber hat gewirkt.

So einfach geht das im wirklichen Leben leider nicht. Immerhin: gemeint ist mit dem propagierten *Papageno-Effekt* die Aufforderung, vorhandene Hilfsmöglichkeiten zu nutzen wie die institutionellen Beratungsstellen, sich aber zuvörderst auf die eigenen Ressourcen zu besinnen. Mediale Berichte sollten somit der in der Verzweiflung oft gewachsenen Meinung entgegenwirken, für Suizidgefährdete gäbe es keine Rettung. Sie sollten motivieren, die vorhandenen Haltestricke zu ergreifen.

Die Berichterstattung über den Suizid des Bratschers vom Artemis-Quartett mag in dieser Hinsicht vorbildlich sein. Der Tod eines bekannten Künstlers wird in den Medien gemeldet, zunächst ohne Nennung der genauen Todesumstände. Erst mehrere Monate später folgt der Hinweis auf den Suizid, verborgen in einer Konzertbesprechung – zu einem Zeitpunkt, als die Todesursache sich in eingeweihten Kreisen längst herumgesprochen haben mag. Zugleich erscheinen Hinweise auf die Möglichkeit, Musikerkollegen in ähnlicher Lage künftig vor einem solchen Schicksal zu bewahren. Und anlässlich der Neuformierung des in aller Welt umworbenen Streich-Quartetts sprach die Journalistin der ZEIT schließlich in aller Deutlichkeit an, wie verheerend sich ein Suizid auf die Hinterbliebenen, nicht zuletzt auf die Künstlerkollegen, auswirken kann: »Die Tiefe der Verletzung, die Friedemann Weigle dem Quartettkörper zugefügt hat, ist nicht zu ermessen« (Lemke-Matwey 2016).

3.5 Suizid und Autonomie

Ist dem Menschen die Freiheit gelassen, »unser eigenes Ende zu wählen« – wie es der Sänger Ian Bostridge in seinem Buch über Schuberts »Winterreise« am Ende formuliert (▶ Kap. 3.3)?

Es sind, unter Hinweis auf die jeder Suizidhandlung vorausgehende Einengung im Denken und Empfinden (▶ Kap. 1.5), erhebliche Zweifel geäußert worden, ob es überhaupt jemals eine autonome Entscheidung zum Suizid geben kann. Für Kant sei der Suizid nicht ein Ausdruck von, sondern eine Absage an Autonomie und Freiheit des Menschen, schreibt der Philosoph Robert Spaemann (1997), denn es werde durch die Tat das Subjekt von Freiheit und Sittlichkeit vernichtet. Der Suizid sei demnach ein »Akt der Selbstvergessenheit«. Der Mensch dokumentiere damit, »dass er sich selbst nur noch als Mittel zur Erreichung wünschenswerter Zustände versteht, als Mittel, das sich, wenn es versagt, selbst beiseite räumt« (S.19). In den meisten Fällen sei die Selbsttötung ein Ausdruck extremer Schwäche und geminderter Zurechnungsfähigkeit.

Aus der Suizidforschung stammen zahlreiche Studienergebnisse, wonach wenigstens in 80 oder 90 Prozent der Suizidfälle, wenn nicht bei allen, eine psychische Störung nachweisbar sei (▶ Kap. 1.2). Von einem *wohl erwogenen Entschluss* könne man deshalb so gut wie niemals ausgehen.

Der Züricher Psychiater und Psychiatriehistoriker Bernhard Küchenhoff hat einmal in einem Buchartikel darauf hingewiesen, dass, oberflächlich betrachtet, fast alle unsere Handlungen als nicht freiwillig gelten können. Wesentliche Entscheidungen seien stets untrennbar verbunden mit der eigenen Lebensgeschichte, der körperlichen Ausstattung, den individuellen Vorlieben und Zielen. Alle Willensäußerungen seien deshalb nur *bedingt* frei. Ein Wille, der völlig frei, völlig losgelöst von all diesen uns prägenden Gegebenheiten erwüchse, wäre gar nicht mehr der Wille einer konkreten Person, sondern zufällig, somit in Wirklichkeit in höchstem Maße unfrei (Küchenhoff 2007).

Menschen handeln einerseits aufgrund rationaler Überlegungen, die alle nichts anderes sind als ein Abwägen in der Gemengelage vielgestaltiger einengender Faktoren. Andererseits folgen unsere Entschlüsse einer Intuition, einem *Bauchgefühl*, das die emotionale Resonanz auf die gegebenen situativen Einengungen ist, in denen wir leben. Auch wenn wir langfristige Lebenspläne haben, weit über den Tag hinaus, folgen unsere Entscheidungen dennoch stets den Gegebenheiten in der aktuellen Situation. Schon deshalb scheint es verfehlt, von einem *Bilanzsuizid* zu sprechen. Denn Lebensbilanzen ändern sich von Tag zu Tag, und niemand bringt sich um, nur weil er es gestern einmal so beschlossen hatte. Wenn er es tut, dann aus dem Heute, in dem er kein Morgen mehr sieht.

In den Empfehlungen der Arbeitsgruppe »Ethik am Lebensende« der Akademie für Ethik in der Medizin wird bezüglich der Beurteilung von Suizidwünschen zwischen Freiverantwortlichkeit und Autonomie deutlich unterschieden (Neitzke et al. 2013). Im Begriff der Entscheidungsfreiheit liege der Akzent auf der Verantwortlichkeit für das eigene Handeln, die jedem Bürger im Rechtsstaat a priori zugestanden wird, durch psychopathologische Vorgänge aber mehr oder minder stark beeinträchtigt sein kann. Im Begriff der Selbstbestimmung hingegen liege der Akzent auf der Freiheit von Fremdbestimmung und Fremdbeeinflussung. Selbstbestimmung gäbe es mithin ausschließlich in Bezug auf andere Menschen, auf das soziale Umfeld. Sie kann durch von anderen Menschen ausgeübten Druck beeinträchtigt werden oder auch durch ein Zuviel an sich selbst auferlegter Rücksichtnahme, beispielsweise im Bemühen, dem anderen keinesfalls zur Last zu fallen.

Ein aus eigenem Antrieb ohne Beeinflussung durch andere Menschen herbeigeführtes Sterben muss deshalb als selbstbestimmt verstanden werden – selbst dann, wenn die Entscheidungsfreiheit durch über das gewöhnliche Maß hinausgehende einengende Faktoren beeinträchtigt oder gar aufgehoben war. Der Entschluss erfolgte vielleicht nicht freiverantwortlich, aber autonom.

Umgekehrt ist die Entscheidung eines geistig völlig Gesunden, in nüchterner, wohlüberlegter Abwägung der eigenen Lebenssituation dieses Leben zu beenden, beispielsweise um den eigenen Nachkommen ein finanzielles Desaster zu ersparen, möglicherweise nicht oder nur eingeschränkt selbstbestimmt. Er handelt zwar in freier Selbstverantwortung, aber gegebenenfalls durch Außenfaktoren beeinflusst fremdbestimmt.

Der Suizid eines Liebesenttäuschten kann selbstbestimmt sein aber nicht frei, da er in einer das Denken extrem einengenden seelischen Ausnahmesituation erfolgt. Die Selbstopferung eines Suizidattentäters kann freiwillig erfolgen, sie ist aber nicht selbstbestimmt.

Formen selbstbestimmten Sterbens

Unter einem selbst herbeigeführten Lebensende wird gewöhnlich in erster Linie der Suizid verstanden. Aber es gibt noch weitere Möglichkeiten, aus eigenem Entschluss gar nicht oder zumindest nicht um jeden Preis weiterleben zu wollen.

Die moderateste Form in dieser Hinsicht ist das bewusste Eingehen lebensgefährdender Situationen, beispielsweise in bestimmten Risikosportarten. Ähnliches gilt für Menschen, die ihre Gesunderhaltung vernachlässigen, obwohl ihnen die möglichen Folgen durchaus bewusst sind. Ein vorzeitiges Ende wird zwar nicht absichtlich herbeigeführt, aber, falls es so kommt, in Kauf genommen. Es geschieht meist aus dem Bedürfnis nach Unabhängigkeit, aus dem Bemühen, keinesfalls in Fremdbestimmung durch übervorsichtige Mahnungen, Vorschriften, Verhaltensregeln zu geraten, sondern sich aus allen einengenden Gegebenheiten – zumindest für partielle, wiederkehrende Zeitabschnitte – weitestgehend zu befreien.

Eine weitere Form, die zwar nicht das Sterben intendiert, aber doch wissentlich in Kauf nimmt, ist der Therapieverzicht bei potenziell tödlich verlaufender Krankheit. Jeder Bürger ist frei in der Entscheidung, auf ärztliche oder sonstige Hilfen zu verzichten. Dieser Verzicht ist auch Bestandteil der sogenannten *passiven Sterbehilfe*, ein Unterlassen oder Beenden lebenserhaltender Therapiemaßnahmen mit dem erklärten Ziel, ein anders nicht mehr beeinflussbares Leiden nicht zu verlängern. Sie erfolgt auf Wunsch des Betroffenen und verlangt explizit dessen Zustimmung. Auch wenn der Verzicht auf eine möglicherweise lebensrettende Therapie in aller Regel aus freier Selbstverantwortung und unabhängig von den Bedürfnissen anderer Menschen getroffen wird, kann er dennoch bisweilen nicht oder nur eingeschränkt selbstbestimmt sein. So, wenn die potentiell lebensrettende Bluttransfusion aus internalisiertem Respekt vor dem religiösen Verbot in der Sekte der Zeugen Jehovas konsequent abgelehnt wird.

Eine in jüngster Zeit zunehmend diskutierte Form selbstbestimmten Sterbens ist der freiwillige Verzicht auf Nahrung und Flüssigkeit (FVNF). Er führt, falls konsequent durchgeführt, unweigerlich zum Tod und wird als Alternative zum Suizid von verschiedenen Seiten propagiert (Chabot u. Walther 2010). Allerdings ist FVNF von ansonsten gesunden Menschen bei klarem Bewusstsein wegen der damit verbundenen Unerträglichkeiten, vor allem dem quälenden Durstgefühl, nur schwer durchzuführen und auszuhalten. Anders ist die Situation bei Menschen mit weit fortgeschrittenem, unheilbarem Leiden oder im Greisenalter, die sich ohnehin dem Sterben nahe befinden. Bei ihnen bestehen meist kein Verlangen mehr nach Nahrung und ein minimaler Flüssigkeitsbedarf, der allein durch regelmäßige Befeuchtung der Mundhöhle gestillt werden kann.

FVNF befindet sich aus ethischer Perspektive an der Grenze zwischen Sterbenlassen und Suizid. Man kann den Verzicht sowohl als passives Erdulden wie auch als aktives Handeln betrachten. Auch wenn in die Entscheidung zum FVNF einengende Motive mit einfließen können, die die Kriterien der Freiverantwortlichkeit tangieren, ist die Selbstbestimmtheit kaum jemals infrage gestellt. (vgl. *Santhara*, das im Jainismus traditionelle Zu-Tode-Fasten; ▶ Kap. 1.1)

Der Suizid selbst schließlich, als direkteste und konsequenteste Form einer angestrebten Lebensbeendigung, lässt nahezu immer bei aller Gewalttätigkeit der Planung und Durchführung einen ambivalenten Impuls erkennen, das von David Foster Wallace beschriebene *Hüh und Hott* (▶ Kap. 2.5). Aus dieser Ambivalenz allerdings auf eine Einschränkung der Selbstverantwortlichkeit und Selbstbestimmung schließen zu wollen, wäre nach dem oben Ausgeführten verfehlt. Denn gibt es irgendeine wirklich bedeutsame Entscheidung im menschlichen Leben, die nicht von einem ähnlichen inneren *Hüh und Hott* begleitet wäre?

> »*Ein Interview mit einem Mann, der einen Sprung von der Golden Gate Bridge in San Francisco überlebt hatte: Er sagte, in den zwei Sekunden, nachdem er gesprungen war, sei ihm klar geworden, dass es nichts im Leben gab, womit er nicht zurechtkommen, kein Problem, das er nicht lösen konnte – außer dem, das er sich gerade geschaffen hatte, indem er von der Brücke sprang.*«[18]

Ähnliche Erfahrungsberichte gibt es auch von anderen der zwei Dutzend Menschen, die den Sprung von dieser Brücke überlebt haben.

Die bei vielen suizidalen Menschen beobachtbare Ambivalenz ist allein kein Grund, einen Suizidwilligen mit Zwang von seinem Vorhaben abzuhalten, da

---

18 Zitiert nach Nick Hornby (2006) A long way down

die Ungewissheit (im Abwägen) eine Entscheidung keineswegs irrational macht: »Wir handeln täglich unter diesen Bedingungen« (Schramme 2007). Aus moralphilosophischer Sicht verbieten allein schon die zahlreichen Berichte suizidaler oder am Suizid verstorbener Geistesgrößen »eine einfache Zweiteilung der Welt in psychisch gesunde rationale Akteure und psychisch kranke Menschen, deren Handlungen bloß Ausdruck ihrer Erkrankung sind« (Stöcker 2006). Der Psychiater und Philosoph Karl Jaspers nannte es (1905) wörtlich eine *Barbarei*, in einem wohl erwogenen und subjektiv rationalen Suizid mit Zwangsmitteln einzugreifen (Bormuth 2008). Dennoch hinterlässt die in jeder autonomen Entscheidung enthaltene Ambivalenz eine Spur der Verunsicherung.

3.6 Soziale Bezogenheit

»Jeder Mensch lebt in sozialen Beziehungen, ist auf andere angewiesen, erfährt Unterstützung und trägt selbst zu einem Beziehungsgeflecht bei, in dem andere auf ihn zählen, ihm Wertschätzung entgegenbringen oder von ihm Hilfe benötigen. Der Mensch lebt nicht aus sich selbst heraus, er ist ein soziales Wesen, er braucht die Bestätigung, dass er für andere von Bedeutung ist. Er muss deshalb auch berücksichtigen, dass andere *Interesse* an seinem Leben haben. Er darf diese Einbindung in ein soziales Netz nicht einfach ignorieren. Zumindest moralisch besteht durchaus eine Pflicht, nicht nur die eigenen, sondern auch die Interessen anderer zu berücksichtigen.«

Mit diesen Worten begründet der Jurist Rainer Beckmann (2015) unter anderen Argumenten seine totale Ablehnung jeder Form der Suizidbeihilfe. Der Arzt Stephan Sahm (2015) ergänzt, die Voraussetzung für jedes soziale Miteinander sei ein grundsätzliches Wohlwollen, dass es besser sei, dass »der andere existiert, als dass er nicht existiert«.

Schon Platon und nach ihm vor allem Aristoteles sahen die Pflicht des Menschen gegenüber der sozialen Gemeinschaft. Diese werde durch den Suizid verletzt, er sei eine Ungerechtigkeit gegenüber den anderen und deshalb strafwürdig. So begründete auch Thomas von Aquin eine wesentliche Verschärfung des Suizidverbots im Mittelalter.

Somit ist der Suizid nicht nur eine ganz persönliche Angelegenheit, sondern immer auch eine *Beziehungstat*. Die Folgen eines Suizids für die Hinterbliebenen sind oft geradezu desolat (▶ Kap. 2.2). Auch der Philosoph Wilhelm Kamlah, der durch Suizid starb, nachdem er zuvor in einer kleinen Schrift die Berechtigung zum Suizid überzeugend begründet hatte, nannte als einen von drei Gründen, die den Suizid als fragwürdige Möglichkeit erscheinen ließen, neben dem in der Regel vorhandenen Lebenswillen und dem wohlverstandenen Eigeninteresse die »Pflichten oder Rücksichten auf andere Menschen« (Kamlah 1976). Das von Aristoteles und Thomas von Aquin einstmals vorgebrachte Argument der gesellschaftlichen Verantwortung gewinnt hier eine ganz aktuelle

Berechtigung und erscheint uns heute als das überzeugendste aller moralischen Argumente wider den Suizid.

Nicht jeder Suizid ist selbstbestimmt. Und nicht immer sind die Selbstbestimmtheit einschränkende Fremdeinflüsse ohne weiteres erkennbar. Da nahezu alle Menschen nur im sozialen Verbund leben und existieren können, sind solche Beeinflussungen (beispielsweise durch die Medien) weder vermeidbar noch geeignet, die Selbstbestimmtheit individueller Entscheidungen generell infrage zu stellen.

Auch beruht nicht jeder Suizid auf einer frei verantwortlich getroffenen Entscheidung. Die Tatsache, dass alle von Menschen gefassten Entschlüsse und durchgeführten Handlungen nur *bedingt* frei sind, von vielfältigen einengenden Faktoren geprägt, erschwert eine klare Grenzziehung, jenseits der die – relative – Entscheidungsfreiheit als nicht mehr gegeben angesehen werden muss. Subjektive Überzeugungen und Vorurteile derer, die als Außenstehende das beurteilen, spielen dabei eine nicht immer hinreichend beachtete Rolle.

Die international wohl bekannteste Verfechterin selbstbestimmten Sterbens für Menschen mit terminaler Erkrankung, schwersten Leidenszuständen und in extrem hohem Alter ist die Philosophin und Bioethikerin Margaret Battin, Professorin an der Universität von Utah. Seit vielen Jahrzehnten, in Dutzenden von wissenschaftlichen Publikationen und zahlreichen Büchern ist Battin für das menschliche Recht auf autonome Entscheidungen am Lebensende eingetreten. Vor einigen Jahren berichtete die New York Times in einer ausführlichen, äußerst bewegenden Reportage von dem Schicksal, mit dem Battin seit dem Fahrradunfall ihres Ehemanns fünf Jahre zuvor, einem damals gerade emeritierten Professor für englische und amerikanische Literatur, konfrontiert war (Henig 2013).

Der Verunfallte war, laut Zeitungsbericht, nach dem Bruch des ersten Halswirbels dem Tod extrem nahe, wurde aber – in Unkenntnis der zuvor von ihm verfassten und ganz im Sinne von Battin eindeutig gegenteilig formulierten Patientenverfügung – von einer zufällig vorbeikommenden professionellen Helferin reanimiert und auf die Intensivstation verbracht. Battin konnte die eingeleiteten Maßnahmen danach nicht mehr stoppen. Seither, nach einer langen Krankenhaus- und Rehabilitationsphase, lebte der mit einem hohen Querschnitt nahezu vollständig Gelähmte unter extrem hohem pflegerischem Aufwand zu Hause. Obgleich fast ständig auf maschinelle Beatmung angewiesen, hatte der Professor bei gänzlich erhaltener Hirnfunktion seine Sprechfähigkeit teilweise wiedererlangt, sodass er mit Hilfe komplexer technischer Apparaturen sogar wieder wissenschaftlich arbeiten und unterrichten konnte.

Dennoch: von zeitweise schwersten Schmerzzuständen und wiederholt auftretenden Infektionen geplagt, stand der Gedanke, dem ganzen Leiden ein Ende zu setzen und selbstbestimmt in Würde zu sterben, ständig im Raum. Bei grundsätzlich vorhandenem Lebenswillen war Battins Ehemann schließlich zum Sterben entschlossen. Er verfasste einen Abschiedsbrief, in dem es heißt, er sei jetzt am Limit angekommen, bestimmte noch die Musik, die bei seiner Beerdigung gespielt, die Gedichte, die rezitiert werden sollten, und geriet in einen präfinalen, deliranten Zustand.

Während alle Beteiligten nun das Ende erwarteten, handelte Margaret Battin. Später habe sie erläutert, dies sei nicht die Art des Sterbens, die ihr Mann sich immer gewünscht hatte: verwirrt und von Schmerzen überwältigt. Sie transportierte den nicht mehr zur Selbstbestimmung Fähigen ins Krankenhaus, was er immer konsequent für sich abgelehnt hatte. Er erholte sich – und war mit dem Weiterleben (unter wirksamerer Medikation) im Nachhinein dann auch einverstanden.

Allerdings, nur wenige Tage nach dem Erscheinen des Artikels in der *New York Times*, fasste Battins Ehemann dann doch den endgültigen Entschluss, nicht länger zu leiden und sein Leben zu beenden. Die Vorlesung über Shakespeare's »Sturm« hatte er nur noch mit größter Mühe bewältigen können, eine Fortsetzung seiner Lehrtätigkeit erschien illusorisch. Die Konversation zu Hause mit Angehörigen und Freunden war zudem immer schwieriger geworden. Er informierte die Familie und die engsten Freunde. Ein Palliativarzt wurde eingeschaltet. Schließlich wurden, nachdem Battin nochmals hatte prüfen lassen, dass nicht ein therapierbarer Infekt die Ursache für die Verschlechterung seines Befindens war, unter Sedierung die Beatmung und die eingepflanzten Schrittmacher abgeschaltet, die Ernährungssonde entfernt. Er starb in den Armen seiner Frau – nicht durch assistierten Suizid, sondern durch bewussten Verzicht auf lebenserhaltende Apparate.

Nach dem Bericht in der New York Times habe sich an Battins Grundhaltung nichts geändert: dass die Menschen, wann immer möglich, das Recht haben sollen zu entscheiden, wann und wie sie sterben wollen. Sie habe jedoch durch ihr persönliches Erleben ein Gefühl dafür gewonnen, wie außerordentlich komplex und besonders jeder einzelne Fall ist.

Es sei so unendlich schwer zu wissen, welches die wirklichen Wünsche des Betroffenen sind. Will er nur deshalb am Leben bleiben, nicht, weil er es so wünscht, sondern weil er glaubt, dass die Frau, die ihn liebt, es sich wünscht? Und was ist es denn, was diese sich wirklich wünscht, dass er es sich wünschen möge? Das Schlimmste für sie wäre der Glaube, dass er jetzt ernsthaft zum Sterben entschlossen ist, und anschließend das Gefühl zu haben, sich geirrt zu haben.

Die Selbstbestimmung am Lebensende werde nach Battins Überzeugung gar nicht so sehr durch finanzielle Erwägungen oder durch Druck von außen eingeengt: sondern die soziale Bezogenheit, die pure Anwesenheit des geliebten Nächsten, unterlaufe die Vorstellung einer wahren Autonomie.

3.7 Die Angst vor dem Tod

*»Das Wissen um die eigene unvermeidliche Vernichtung
versetzte den Menschen in Schrecken, und er würde
diesen Schrecken niemals beherrschen«* (Bärfuss 2016)

Jeder Mensch weiß von klein auf, dass er irgendwann einmal sterben muss. Weil das eine Unabänderlichkeit ist, kann der klar Denkende allenfalls Angst vor einem vorzeitigen Tod haben oder vor dem Prozess des Sterbens. Dennoch ist die Todesangst eine wohl jedem Menschen bekannte Erfahrung.

Eine plötzlich auftretende massive Bedrohung des Lebens ist begleitet von akuter Todesangst – bei einem Überfall, bei einem schweren Unfall auf der Autobahn, bei akuter, mit einer Beeinträchtigung vitaler Funktionen einhergehenden Erkrankung – Todesangst, die sich bis zur Panik ausweiten kann. Das Erleben ist ein primär nicht steuerbarer oder aufhaltbarer physiologischer Ablauf, einhergehend mit der Ausschüttung von Stresshormonen, ein bei allen höheren Tierarten vorhandener Sicherungsmechanismus, um augenblicklich die für Flucht oder Gefahrenabwehr nötigen maximalen Kräfte bereitzustellen. Sobald die Gefahr entschärft, die Situation bereinigt ist, schwindet das Gefühl der Todesangst und bleibt allenfalls in der Erinnerung haften. Bei der posttraumatischen Belastungsstörung kann diese Erinnerung den Alltag vergällen und bedarf oft der psychotherapeutischen Behandlung.

Todesangst kann auch jenen befallen, der vom Arzt die Prognose der Unheilbarkeit seiner Erkrankung erfährt. Die den meisten Menschen vertraute Freiheit von Todesangst beruht neben der erlebten Intensität des Lebens auf dem Unwissen über dessen genaues Ende. Die Vorhersage der Begrenztheit, eines definierten Zeitraums, der noch zur Verfügung steht, hebt dieses Unwissen auf und mobilisiert Todesangst.

Prinzipiell besteht ein grundlegender Widerspruch zwischen dem Wissen um die Endlichkeit des Lebens und der durch vegetative und neurophysiologische Mechanismen induzierten Todesangst. Für Tiere ist die sofortige Bereitstellung aller Voraussetzungen für Flucht und Abwehr überlebenswichtig, für den im bürgerlichen Alltag lebenden Menschen nur in den seltensten Fällen. Für ihn ist das Erleben von Todesangst eher hinderlich und bedarf der Regulierung durch rationale Denkprozesse.

*»Der Mensch wird oft von solcher Furcht vorm Tod erfasst,
dass er das Leben und das Licht des Tages hasst
und, in die Nacht des Nichtseins stürzend, ganz vergisst,
dass seine Furcht die Quell all seiner Qualen ist.«* (Montaigne 1998)

Der Gedanke an, das Nachdenken über den Tod ist dagegen ein meist beruhigender Vorgang, zumal in der Regel verbunden mit der Gewissheit, dass es vorerst noch nicht so weit ist. Es ist gut, den Zeitpunkt des eigenen Sterbens nicht zu wissen. Aber es wäre furchtbar, nicht die Gewissheit zu haben, dass auch das eigene Leben irgendwann ein Ende haben wird.

> »Der Tod ist eine Befreiung. Ich wache an manchen Tagen auf und denke: Ich fände es nicht schlimm zu sterben. Insgesamt habe ich nicht viel verpasst. Ich habe kürzlich einen sterbenden Freund besucht. Und er sagte zu mir: Ich glaube, ich muss jetzt gehen. Ich fragte ihn: Und wie fühlt sich das für dich an? Er antwortete: Ich gehe in Frieden, und trotzdem habe ich das Gefühl, ich möchte nichts verpassen. Genauso geht es mir auch. Manchmal, wenn ich mit Kindern zusammen bin, geht mir durch den Kopf: Dieses Kind wird nicht einmal zwanzig Jahre alt sein, wenn ich sterbe. Ich frage mich, ob es sich überhaupt daran erinnern wird, mich getroffen zu haben.«[19]

Bei vielen alten Menschen schwindet die Bereitschaft zur Todesangst. Sie macht allmählich einer Form der Lebensmüdigkeit Platz. Ist dieser Alte plötzlich mit einer akuten Gefahr konfrontiert, kann die mit physiologischen Hormonausschüttungen verbundene Todesangst kurzfristig durchaus wieder in Erscheinung treten. Sehnsüchte und Traurigkeit, nicht immer leben zu können, tauchen bisweilen auf, halten rationalem Denken jedoch nicht stand. Viele alte Menschen sehen es als Gewinn, mit dem Leben in Frieden und Harmonie abzuschließen, hoffen lediglich noch auf eine Begleitung im Sterben und eine Milderung der damit verbundenen Symptome.

Das Nachlassen der Fähigkeit zur Todesangst macht verständlich, dass die allen Suizidgedanken entgegenwirkende Lebenslust im Alter an Wirksamkeit verliert. Um noch einmal Montaigne mit einer seiner unnachahmlichen Denkschleifen zu Wort kommen zu lassen:

> »Beim Tod langt man auf tausend Wegen an.
> Das Leben nehmen kann sich jedermann –
> Doch auch den Tod? Das ist's was keiner kann!«

»Auf nichts war mehr Verlass als auf das eigene Ende«, schreibt der Schriftsteller Lukas Bärfuss (2016). Wer in jüngeren Jahren es vermeidet, sich mit der Realität der menschlichen Sterblichkeit gedanklich zu beschäftigen, gerät in Gefahr, von Todesangst überwältigt zu werden. Nicht wenige Zeitgenossen sind in geradezu panischer Weise damit befasst, das Altern in seinen Folgen zu mildern, zu verzögern, zu verhindern oder ganz zu vermeiden. Alle diese Bemühungen um ein *Anti-Aging* seien nach Meinung der Freiburger Philosophin Claudia Bozzaro (2014) letztlich darauf gerichtet, die Wahrnehmung der eigenen Sterblichkeit zu verhindern. Unter Bezug auf den dänischen Philosophen Søren Kierkegaard folgert sie, dass das Selbst des Menschen erst aus der ständigen Wiederholung erwachse, die eigene Endlichkeit *mit Ernst* zu bedenken.

Im gleichen Sinne schreiben Späte und Otto (2015) einer klaren und akzeptierenden Einstellung zum Tod eine suizidhemmende Wirkung zu, da magisches Denken damit verhindert werde. Tatsächlich habe sich in der Gesellschaft eine Ausgrenzung des Todes aus dem Leben vollzogen, eine Art Todesverbot, das sich beispielsweise in dem heillosen Erschrecken der Menschen manifestiere, sobald ein Suizidgeschehen in ihren Alltag einbricht. In Wirklichkeit handele es sich bei der Ausklammerung des Todes aus den Wahrnehmun-

---

19 Sir Ian McKellen, britischer Schauspieler, 76 Jahre alt, im Interview mit Christian Aust. FAS Nr. 52/2015

gen der Menschen um einen Akt sozialer Kontrolle, der dem Individuum jede Chance auf einen eigenen Tod nimmt.

Das Tabu, das über Jahrhunderte bis hinein in die heutige Zeit den Suizid nivellierte, hat die gleiche Funktion: soziale Kontrolle. Diese spiegelt sich wider im Bemühen von Regierungen und Parlamenten, Suizidalität mit Gesetzen zu belegen, im Versuch seiner Zähmung mit immer neu formulierten Diagnose-Inventaren, im täglichen Verschweigen in Alteneinrichtungen, in seiner Leugnung als reale humane Option.

3.8. Suizid als Hinterpforte im Leben

> *»Marktschreierischer Schelm! Du wirst inzwischen Dich durch die Hintertür zu Felde machen. Doch meiner Rach entfliehst Du nicht!«*[20]
> *».... bei großen Worte thatlos (und gerne geneigt, durch den Selbstmord sich eine wohlfeile Hinterthüre aus allen Drangsalen zu öffnen)«*[21]
> *»Es gibt dafür keine Zaubertricks. Es gibt keine Hintertüren. Es gibt keine leichten Auswege.«*[22]

Die Hinterpforte ist eine andere Art Ausgang. Viele Häuser, viele Gärten haben neben der gewöhnlich genutzten Eingangstür, dem Portal, noch eine zweite, eine Hintertür, die für kurze private Austritte wie für die Müllentsorgung, nicht für den offiziellen Ein- und Ausgang gedacht sind und Verwendung finden. Manchmal werden solche Hintertüren auch als Schleichwege genutzt, um unbeobachtet das Haus zu verlassen oder, umgekehrt, um einen heimlichen Besuch zu empfangen.

Das Hintertürchen ist im übertragenen Sinn in den Sprachgebrauch eingegangen, um damit die neben allen Üblichkeiten und offiziellen Regelungen bleibende Möglichkeit anzudeuten, auf versteckte und vielleicht nicht ganz einwandfreie Weise sich einer unangenehmen Sache zu entziehen, eine getroffene Vereinbarung im Nachhinein unwirksam zu machen, auf diesem Umweg doch noch das zu erreichen, was auf geradem Weg versperrt ist. Die Nutzung der Hinterpforte hat dadurch leicht etwas Anrüchiges, etwas, was sich letztlich nicht völlig verhindern lässt, aber doch auch nicht wirklich gutgeheißen werden kann.

Alle Anstrengungen, solche menschlichen Hintertüren zu verschließen, erweisen sich in der Regel als vergebens. Auch Jupiter entgeht natürlich der angekündigten Rache des gehörnten Amphitryon; er ist immerhin ein Gott und pro-

---

20 Heinrich von Kleist (2001) Amphitryon, Vers 1936-38
21 Prof. Edmund Pfleiderer 1874 über die Moralphilosophie der Stoischen Schule in »Kosmopolitismus und Patriotismus« http://www.deutschestextarchiv.de/book/view/¬pfleiderer_kosmopolitismus_1874?p=22, Zugriff am 26.03.2016
22 US-Präsident Barack Obama über die erforderliche Erhöhung des Kreditlimits: »Wir sind keine Schnorrer-Nation«. DIE Zeit vom 14.01.2013

blemlos in der Lage, in den Himmel zu entschwinden, die geschwängerte Alkmene auf der Erde zurücklassend; Alkmene, die mit ihrem die ganze Komödie beschließenden letzten Laut Weltberühmtheit erlangte – vieldeutig anklingend nach erotischer Lust wie nach dem Schmerz der sexuell düpierten Frau und der Scham über einen ahnungslos begangenen Seitensprung – »Ach«.

Die schiere Existenz einer Hinterpforte im Leben ist für viele Menschen eine Beruhigung, eine Art Versicherung, auch wenn sie nur in seltenen Fällen genutzt wird. Sie ist eine Idee – nicht etwa zu verwechseln mit einem stets verfügbaren Instrument, um sich damit jederzeit umbringen zu können, einer Pistole oder einem Strick im Haus, einem ungesicherten Brückengeländer oder leicht zugänglichen Bahngleisen. Oder etwa jener *Todespille* im Nachttisch, deren Freiverkäuflichkeit für jedermann neuerdings von einer Organisation in den Niederlanden angestrebt wird, um bei einem Verlangen nach Beendigung des Lebens nicht mehr länger nach gesetzlicher Vorschrift von dem Urteil der Ärzte abhängig zu sein[23]. Die ständige Leichtverfügbarkeit einer wirksamen Suizidmethode wäre in höchstem Grade verführerisch, bei jeder kleinen seelischen Misshelligkeit den Notausgang zu wählen. (Ein Beispiel – die jederzeit greifbaren, in großer Packung offen auf dem Küchenschrank deponierten Herztabletten – wurde in einem Fallbericht (▶ Kap. 2.5) bereits erwähnt.) Ist der nahende Tod jedoch ohnehin unvermeidlich wie bei jenen unheilbar Kranken, denen im US-Staat Oregon eine ärztliche Suizidassistenz gewährt wird, reicht für nicht wenige allein die vorhandene Möglichkeit, um diese Hinterpforte gar nicht zu nutzen (▶ Kap. 4.5).

Es ist interessant und lohnend im Rahmen eines Vortrags über den Suizid und die Möglichkeiten seiner Verhinderung dem Publikum einmal folgende Frage zu stellen: »Stellen Sie sich vor, die Möglichkeit zum Suizid wäre plötzlich nicht mehr gegeben, der Menschheit wäre diese Option genommen. Was würde sich in Ihrem Leben ändern?« Gibt der Redner seinen Zuhörern ein paar Minuten Zeit zum Nachdenken, kommen erstaunliche Dinge zur Sprache. Aus den meisten Antworten aber wird deutlich werden, dass die Möglichkeit zum Suizid ein zwar gern verdrängter, aber unverzichtbarer Teil des Lebens ist.

»Sterben zu wollen scheint zum Leben zu gehören«, resümiert auch der verhinderte Popmusiker und zeitweilige Pizzaausträger JJ in Nick Hornbys Roman. Wie wenig die Freude am Leben und allgegenwärtige Suizidalität einander im Wege stehen, zeigt sich, um ein Beispiel zu nennen, in Indien: einem Land, das mit einer der höchsten Suizidraten unter allen Ländern jährlich etwa ein Drittel aller Suizidopfer weltweit stellt, das zugleich von einer geradezu überschäumenden, ständig und überall spürbaren Lebenslust sprüht.

---

23 SPIEGEL online vom 07.01.2016, Zugriff am 20.01.2016

4 Suizidassistenz als eine Form der Sterbehilfe?

4.1 Annäherung an ein schwieriges Thema

>*»Sollen wir wirklich den Arzt bewundern, der darauf wartet, dass die Natur ihren Gang geht und nicht den, der dabei hilft, dass der Vorhang fällt?«* (Simon Blackburn 2004)

In einer süddeutschen Tageszeitung erschien unlängst in auffallend großem Format eine Traueranzeige[24]:

> »*Am 13. Dezember 2015 verstarben nach nahezu 72 glücklichen Ehejahren unsere lieben Eltern, Großeltern und Urgroßeltern*
>
> *Gesine Heimersdorf, geb. Müller, *13. September 1921,*
> *Dr. Eduard Heimersdorf, *11. August 1919.*
>
> *In Liebe [Namen der Angehörigen].*
> *Auf ausdrücklichen Wunsch der Verstorbenen fand die Trauerfeier im engsten Familienkreis statt.*
> *Im Sinne der Verstorbenen bitten wir um eine Spende an die Deutsche Krebshilfe.«*

Zwei gemeinsam sehr alt gewordene Menschen, ein Ehepaar, sterben am gleichen Tag. Auch wenn die Todesart nicht ausdrücklich vermerkt ist, gehört nicht viel Phantasie dazu, die Form des wahrscheinlich selbstgewählten Ablebens sich vorzustellen. Einer – oder vielleicht beide – an Krebs erkrankt; der unausweichliche Tod der über Neunzigjährigen ohnehin in absehbarer Nähe; keiner der fast über ein dreiviertel Jahrhundert in Ehe Verbundenen will allein zurückbleiben. Ein verständlicher Schritt? Höchst wahrscheinlich nach Information und mit Zustimmung der nächsten Angehörigen; ohne großes Aufheben; vielleicht nach kurzer Beratung durch den Hausarzt, mit seiner Unterstützung? Dazu bedarf es in so hohem Alter noch nicht einmal der Reise in die Schweiz.

Eine ärztliche Mithilfe zum gemeinsamen Suizid zweier alter Menschen wäre auch nach den neuesten Bundestagsbeschlüssen vom 07. November 2015 statt-

---

24 Personenbezogene Namen und Daten wurden geändert.

haft. Nur die geschäftsmäßige, auf Wiederholung angelegte Suizidassistenz und eine entsprechende Werbung sind danach untersagt, unterliegen dem Strafrecht. Dem Bundestagsbeschluss ist eine jahrelange Debatte vorausgegangen. Viele Gründe sprechen dafür, dass sie auch mit der in Berlin getroffenen Entscheidung nicht beendet sein wird.

Die Frage, ob es einem anderen erlaubt sein soll, einem – aus welchen Gründen auch immer – schwer Leidenden bei dessen Suizidvollzug beizustehen, reicht bis ins Altertum zurück. Die Zusicherung, keinem Patienten zur Selbsttötung zu verhelfen[25], wäre in den Hippokratischen Eid gewiss nicht eingegangen, wenn es eine solche Praxis im alten Griechenland – und natürlich auch anderswo – nicht schon gegeben hätte.

Wohl von Beginn an waren zwei Grundprinzipien im ärztlichen Handeln maßgebend: das Prinzip der Fürsorge und der Respekt vor der autonomen Entscheidung des Patienten, dem Patientenwillen. Beide Prinzipien sollen sich im Idealfall ergänzen und einander nicht im Wege stehen. Sie können jedoch auch zu Konkurrenten werden und Konflikte verursachen, wenn der Arzt aufgrund seiner Sachkenntnis zu der Auffassung gelangt, der Wunsch des Patienten sei zu voreilig gefasst oder unvernünftig, seine Entscheidungsfähigkeit eingeschränkt oder gar aufgehoben. Der Patient folge in seinen Entschlüssen nicht mehr rationaler Überlegung, sondern Affekten oder wahnhaften Fehlannahmen. In diesem Fall gebietet aus ärztlicher Sicht das Prinzip der Fürsorge ein paternalistisches Handeln, um den Patienten vor Fehlentscheidungen zu bewahren, in erster Linie vor einem aus Unüberlegtheit folgenden Suizid.

Dass es in diesem Fall zu Divergenzen zwischen Patient und Arzt kommt, liegt auf der Hand. Das von Thure von Uexküll beschworene Ideal einer *Gemeinsamen Wirklichkeit* zwischen Patient und Arzt als Voraussetzung jeder wirksamen Therapie ist dann, momentan oder gar dauerhaft, nicht mehr erreichbar.

In jedem Einzelfall stellt sich hier die Frage nach der Definitionsmacht. Kann der Arzt wirklich besser als der Patient selbst beurteilen, wie dieser sich fühlt, wie rational sein Denken ist, welche Motive sich in seinen Entschlüssen verbergen? Die Psychoanalyse ist die sicherlich weitreichendste Methode, eine *gemeinsame Wirklichkeit* zu erreichen – nicht aufgrund von virtuellen Annahmen, sondern von im Unbewussten verborgenen realen Gegebenheiten. Aber ein solcher therapeutischer Prozess erfordert viel Zeit, die in aller Regel in akuten Entscheidungssituationen nicht vorhanden ist.

Über viele Jahrhunderte war paternalistisches Handeln des Arztes, um die notwendige Fürsorge zu gewährleisten, eine gesellschaftlich mehr oder minder akzeptierte Selbstverständlichkeit. Darf man doch davon ausgehen, dass ein Arzt für die Gesundung des Patienten immer nur das Beste anstrebt. Letzterem blieb allein die Möglichkeit, sich jedem ärztlichen Zugriff zu entziehen – zum eigenen potenziellen Schaden. Erst im Verlauf der letzten Jahrzehnte wurde das Selbstbestimmungsrecht des Patienten im therapeutischen Vorgehen nach und

---

25 »Ich werde niemandem, auch nicht auf seine Bitte hin, ein tödliches Gift verabreichen oder auch nur dazu raten.«

nach gestärkt und auf eine rechtliche Basis gestellt – ein Prozess, der nach wie vor andauert.[26]

Die Gründe, die zu dieser Veränderung geführt haben, sind vielfältig. Einerseits ist die Medizin sehr viel komplexer geworden, industriemäßiger, mit detailliert vorgeplanten Handlungsabläufen, an denen meist viele Personen, eine Vielzahl technischer Geräte beteiligt und entsprechend programmiert sind. Gesundheitsversorgung folgt heute zudem wirtschaftlichen Regeln mit den Imperativen des Mehrwerts. Obwohl es weiterhin Individuen sind, die zur ärztlichen Behandlung kommen, ist eine individuelle Versorgung nach individuellen Wünschen und Vorlieben nur noch in begrenztem Maße möglich, bei größeren chirurgischen Eingriffen praktisch ausgeschlossen. Selbst in der Nachbehandlung nach einer Operation muss der Patient den Verhaltensvorschriften bedingungslos folgen, um den Erfolg zu sichern. Er muss in einer vorgeschriebenen Position sitzen oder liegen, er muss vorgegebene Bewegungsübungen machen, muss eingeführte Plastikelemente wie Katheter in seinem Körper erdulden, sich dem Rhythmus der Beatmungsmaschine anpassen, zur genau vorgegebenen Zeit Chemie in seinen Körper aufnehmen und vieles anderes mehr.

Fast immer wird der Patient im eigenen gesundheitlichen Interesse diesen Vorschriften und an ihm vorgenommenen Maßnahmen folgen. Er wird es hinnehmen, dass man seinen individuellen Wünschen und Bedürfnissen meist nicht entsprechen kann. Es ist die klare zeitliche Begrenzung, die ihn hoffen lässt und ermutigt, die Aussicht, schon in wenigen Tagen oder Wochen vollständig gesundet und wieder ganz frei zu sein, nach persönlichen Vorgaben ein selbstbestimmtes Leben führen zu können.

Hat – andererseits – diese Bereitschaft, sich den Zwängen medizintechnischer Abläufe bedingungslos zu unterwerfen, aber auch dann noch Bestand, wenn die Begrenztheit des eigenen Lebens in den Blick kommt? Dann, wenn von einer Wiederherstellung der Gesundheit nicht mehr die Rede sein kann, wenn sich bleibende Behinderung, schließlich ein Siechtum abzeichnen, von dem der Patient allenfalls noch hoffen kann, dass das Leiden für ihn mit ärztlicher Hilfe erträglich sein möge und zu einem baldigen raschen Ende führen wird?

Es hat sehr lange gedauert, bis auch in deutschen Krankenhäusern die Idee der Palliativversorgung Anerkennung und Verbreitung fand, die Umwidmung des Behandlungsziels nahe dem Lebensende – von unbedingter Heilung einer Krankheit hin zu dem begrenzten Ziel der Linderung der dadurch ausgelösten körperlichen und seelischen Leiden einschließlich einer Erleichterung des Sterbens. Dieser Gedanke fällt manchen Ärzten, die als ihren beruflichen Auftrag allein die Heilung des Kranken sehen, immer noch schwer.

Kein anderer hat das dahinter verborgene Problem moderner Medizin genauer gesehen und schärfer formuliert als Thure von Uexküll, über lange Zeit der tonangebende Kliniker und Theoretiker der Psychosomatik in Deutschland.

---

26 Mit einer Stellungnahme »Patientenwohl als ethischer Maßstab für das Krankenhaus« hat der Deutsche Ethikrat erst kürzlich eine durchgreifende Verbesserung der Beziehung zwischen Patient und Arzt im Krankenhaus und entsprechende politische Maßnahmen gefordert (Pressemitteilung vom 05.04.2016).

Von Uexküll sah in der Dominanz der technischen Medizin über die Seelenheilkunde eine grundsätzliche Fehlentwicklung. Er ging sogar so weit, auch die in den Euthanasieprogrammen des Nationalsozialismus durchgeführten, oft tödlich verlaufenden medizinischen Experimente am Menschen dieser Fehlentwicklung anzulasten. Bei den Nürnberger Ärzteprozessen 1946/47 habe auf der Anklagebank die moderne Medizin als eine der Hauptangeklagten gefehlt.

Von Uexkülls langjähriger geistiger Gefährte und Mitautor vieler seiner Bücher, Wolfgang Wesiack, schrieb in einem Nachruf nach dessen Tod:

> *Er war der Ansicht, dass die theoretischen Voraussetzungen der Medizin, die den Menschen erst zu einer seelenlosen Maschine degradiert haben, derart reduktionistisch seien, dass sie sich trotz aller unbestreitbaren Erfolge geradezu menschenfeindlich auswirkten und die von Menschen begangenen Verbrechen erst möglich gemacht haben. Diese Veränderung der Medizin, die sich von einer Heilkunde für Hilfsbedürftige zu einer technischen Medizin ohne Menschlichkeit wandelte, wurde für ihn zum Generalthema seines langen wissenschaftlichen und ärztlichen Lebens.*« (Wesiack 2005)

Es entbehrt nicht einer gewissen ironischen Paradoxie, dass sich heute einige explizite Gegner jeglicher ärztlichen Mithilfe zur Erleichterung und Beschleunigung des Sterbens in ihrer Argumentation ausgerechnet auf die Erfahrungen im sogenannten *Dritten Reich* mit seinen Unmenschlichkeiten stützen, deren Wiederkehr unbedingt zu verhindern sei. Folgt man dem Gedankengang von Uexkülls, handelt es sich hier um eine Ausblendung von Ursache und Wirkung: Nicht übertriebenes Mitleid, nicht eine fehlgeleitete Menschlichkeit, wie sie den heutigen Bemühungen um Sterbeerleichterung bisweilen unterstellt wird, führte zu den Euthanasie-Programmen der Nazis, sondern – unter dem Diktat und Faszinosum des technisch Möglichen – deren komplette Abwesenheit.

Die im Nationalsozialismus fälschlich und systematisch irreführend als *Euthanasie* bezeichnete Tötung Kranker und Behinderter darf sich, darin sind sich wohl fast alle einig, niemals wiederholen. Ob die Zulässigkeit ärztlicher Suizidassistenz nahe dem Lebensende, wie sie in einigen amerikanischen Staaten geregelt ist, die Gefahr enthält, erneut in eine solche Praxis der willkürlichen Tötung von Menschen abzugleiten, wird hingegen absolut kontrovers beurteilt.

Eine ganz andere Erfahrung lässt dagegen Zweifel aufkommen, ob die ärztliche Mithilfe zum rascheren Sterben immer der richtige Weg ist.

Ambivalenz

Eine 85-jährige Frau wird mit unklaren Beschwerden ins Krankenhaus eingewiesen. Erst im Nachhinein erweist sich als Ursache ein Herzinfarkt. Kaum auf der Krankenstation angelangt verliert sie wegen jetzt auftretendem Kammerflimmern das Bewusstsein. Sie wird mittels Herzdruckmassage und elektrischer Kardioversion reanimiert, kommt auf die Intensivstation. Nach Rückkehr auf die Allgemeinstation einige Tage später äußert die Patientin mit einem depressiven Seufzer: »Ach, hätten sie mich doch sterben lassen! Ich habe doch keine Perspektiven mehr, habe lange genug gelebt.«

Es folgt ein langes, auch von Seiten der Patientin sehr ernsthaft geführtes Gespräch über die Möglichkeit, als Patient ad hoc, aber auch prospektiv, über die gewünschte ärztliche Behandlung im Fall erneut auftretender Komplikationen zu entscheiden. In diesem Fall: Was der Arzt tun oder unterlassen soll, falls erneut ein – unbehandelt zum Tode führendes – Kammerflimmern auftritt. Anschließend will sich die Patientin allerdings nicht sofort festlegen: »Ich möchte das noch einmal mit meiner Tochter besprechen.« Sie kam in der weiteren Behandlung niemals mehr auf dieses Thema zurück. Auch eine vorsichtige Nachfrage blieb ohne Resonanz. (Wedler 2002)

Die hier offensichtliche Ambivalenz (▶ Kap. 2.1) des Lebenswillens, der Einstellung zum Leben, ist bei älteren Menschen keine Seltenheit. Sie kann als Ausdruck des die meisten Menschen lebenslang begleitenden Konflikts zwischen Autonomie- und Geborgenheitsbestrebungen verstanden werden. Menschliches Leben ist weder in uneingeschränkter Autonomie noch in völliger Abhängigkeit denkbar. Die meisten Menschen zeigen in allen Lebensepochen ein Schwanken zwischen beiden Polen; Wut und Angst sind psychodynamische Triebfedern; Sehnsüchte nach Unabhängigkeit und Geborgenheit sind gleichermaßen vorhanden. Eine Lösung in diesem lebenslangen intrapsychischen Konflikt kann es nicht geben.

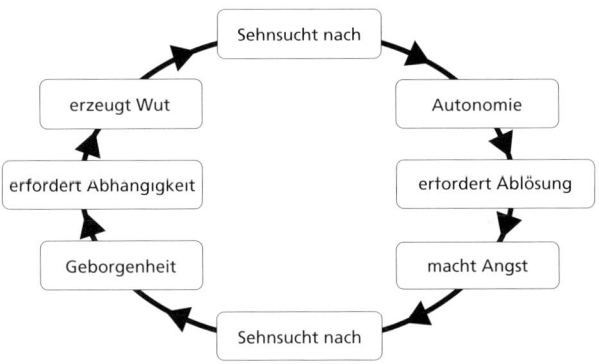

Manche Menschen erreichen in ihrer Autonomie eine gewisse Stabilität, die ihnen ein relativ unabhängiges Leben ermöglicht. Anderen sind die Mechanismen durchaus bewusst, die sie immer wieder in Abhängigkeiten führen. Viele Menschen aber ignorieren ihre wechselhaften Autonomie- und Geborgenheitsbedürfnisse, kämpfen gegen die damit verbundenen Sehnsüchte an und unterliegen oftmals den damit unkontrollierbar gewordenen Affekten.

Die Akzeptanz des Sterbens und damit die Voraussetzung für dessen vom Patienten gewollte Erleichterung und Beschleunigung setzt voraus, in der dargestellten Konfliktspirale von Autonomie- und Geborgenheitswünschen so viel innere Freiheit gewonnen zu haben, dass beide Tendenzen gleichermaßen bewusst sind und akzeptiert werden können, ohne von Angst oder Wut überwältigt zu werden. Die bei alten Menschen oft zu beobachtende Ambivalenz in ihren Suizid-und Sterbewünschen, wie bei der beschriebenen Patientin, kann demnach als ein Ausdruck noch anhaltender innerer Unfreiheit gesehen werden – eine Unfreiheit, die autonomes Handeln einschränkt.

Auch wenn eine erkennbare Ambivalenz Entschluss und Handeln eines Menschen keineswegs irrational macht und kein Grund sein kann, dagegen einzuschreiten (▶ Kap. 3.5), ist für einen Außenstehenden die Mithilfe bei diesem Handeln nicht eindeutig geboten, kann er sich doch nicht sicher sein, ob der gefasste Entschluss sich nicht noch einmal ändert.

4.2   Sprachliche und faktische Verwirrungen

Die Debatte um die Zulässigkeit der Beihilfe zum Suizid war und ist geprägt von einem solchen Ausmaß an begrifflicher Unklarheit, dass mehr und mehr in einem Nebel verschwand, was eigentlich gemeint ist. Von *Sterbehilfe* war überwiegend die Rede, die es zu fördern oder zu verhindern gelte; außerdem ganz allgemein von *Suizidalität* und wie die Gesellschaft darauf zu reagieren habe. Dabei ging und geht es weder um Sterbehilfe noch um Suizidalität.

Tatsächlich stellt sich allein die Frage, ob es Ärzten erlaubt sein soll, schwer leidenden, unheilbar Kranken nahe dem Lebensende eine Abkürzung des Sterbeprozesses dadurch zu ermöglichen, dass sie diesen auf deren Wunsch hin ein Medikament zur Verfügung stellen, das bei Einnahme durch den Patienten, im klaren Bewusstsein der Konsequenz, in kürzester Zeit den Tod herbeiführt. Man kann das als assistierten Suizid bezeichnen, zum raschen Erreichen des ohnehin bevorstehenden und unvermeidbaren Lebensendes. Oder auch als eine Form der Sterbebeschleunigung mit medikamentöser Hilfe.

Sterbehilfe ist eine grundsätzliche Aufgabe für jeden Arzt, der Patienten nahe dem Lebensende behandelt. Sie umfasst ein weites Spektrum an Maßnahmen. Jeder Arzt ist verpflichtet, dem Sterbenden beizustehen und das damit verbundene Leiden zu lindern. Dabei geht es nicht nur um Schmerzbekämpfung, sondern – in vielen Fällen weit bedeutsamer – um Linderung von Atemnot, um die Pflege der durchs Liegen strapazierten Haut, um Entlastung von Harnblase und Darm, um die Bekämpfung der oftmals quälenden Schlafstörungen, darum, die eingetretene körperliche Schwäche erträglich zu machen, um Beistand und Ermutigung, um Kommunikation. Und es geht um eine angepasste Versorgung mit Flüssigkeit und Nahrung entsprechend dem stets sinkenden Bedarf des Sterbenden und seinen individuellen Wünschen.

Durch den Einsatz lebenserhaltender Therapie, durch künstliche Zufuhr von Nahrung und Flüssigkeit, durch Apparate und Injektionen lässt sich mit den Mitteln der modernen Medizin auch bei unheilbar Kranken der letztlich unvermeidliche Tod zweifellos über längere Zeit hinauszögern. Manchmal entspricht das den Interessen des Sterbenden, der noch einmal die aus weiter Ferne anreisende Tochter sehen, sich von einem alten Freund oder Lebensgefährten am Krankenbett verabschieden will. Oft aber wünscht sich der dem Tod Nahe vielmehr ein rasches Ende.

Da jedes Sterben anders ist, je nach zugrundeliegender Erkrankung, je nach Alter, je nach Persönlichkeit, lassen sich die zur Sterbehilfe notwendigen Maßnahmen nicht standardisieren. Sie müssen der Situation, vor allem den vom Patienten geäußerten Bedürfnissen angepasst werden. Diese Maßnahmen lassen sich darin unterscheiden, ob die körperlichen Vorgänge beim Sterben beeinflusst werden sollen oder nicht, ob im erstgenannten Fall der Sterbeprozess lediglich erleichtert oder ob er beschleunigt werden soll:

Formen von Sterbebegleitung und Sterbehilfe

Sterbebegleitung (ohne Einflussnahme auf den physiologischen Sterbevorgang)

- Pflegerische Grundversorgung
- Medizinische Hilfe: Leidensminderung (medikamentös, apparativ)
- Psychosoziale Hilfe: Versorgung, Kommunikation, Gespräch, seelischer Beistand

Sterbeerleichterung

- Unterlassen bzw. Abbruch potenziell lebensverlängernder Maßnahmen *(sog. passive Sterbehilfe)*
- Stark wirksame Schmerztherapie unter Inkaufnahme einer unter Umständen dadurch möglichen Lebensverkürzung *(sog. indirekte Sterbehilfe)*
- Palliative Sedierung: teilweise bis vollständige, befristete oder dauerhafte Ausschaltung des Bewusstseins unter gleichzeitiger Einstellung aller lebensverlängernden Maßnahmen

Sterbebeschleunigung

- Ärztlich assistierter Suizid: Verschreibung oder Bereitstellung tödlich wirksamer Medikamente durch den Arzt, die vom Patienten selbsttätig eingenommen werden
- Direkte Maßnahme zur Lebensbeendigung durch den Arzt auf Wunsch des Patienten, Tötung auf Verlangen *(sog. aktive Sterbehilfe)*

Von diesen Maßnahmen stehen weder die reine menschliche Begleitung, Zuwendung und Pflege zur Diskussion, noch die Gabe von das Leiden mindernden Medikamenten oder die Beendigung lebenserhaltender apparativer Therapie, die jeder Patient – in Deutschland und vielen anderen Ländern – ebenso verlangen kann wie ganz allgemein das Unterlassen von bestimmten oder von jeglichen ärztlichen Maßnahmen. Alles das sind Selbstverständlichkeiten, die jeder Arzt, jede Pflegekraft, jeder sonst in das Behandlungsteam Eingebundene zu leisten und denen sie oder er zu folgen hat.

Die palliative Sedierung, praktisch eine anhaltende Narkotisierung des Patienten, hat sich in vielen Einrichtungen, die tödlich erkrankten Menschen betreuen, als Verfahren zur Leidensminderung und Sterbeerleichterung etabliert, wenn die üblichen medikamentösen Maßnahmen nicht ausreichen und ein weiteres Aushalten dem Patienten nicht mehr zumutbar ist. Unterschiede bestehen allerdings, ob eine palliative Sedierung, verbunden mit dem Unterlassen von lebenserhaltenden Maßnahmen wie der künstlichen Ernährung, bis zum Eintritt des Todes aufrechterhalten werden darf, oder ob sie nur zeitlich begrenzt sein, den Lebenserhalt nicht beeinträchtigen, den Tod nicht direkt oder indirekt mit verursachen sollte (▶ Kap. 4.7). Die derzeit diesbezüglich bestehenden Unterschiede in der Handhabung folgen meist den unterschiedlichen weltanschaulichen Positionen der Einrichtungsträger.

Die am Ende der Skala genannte Tötung des Patienten auf dessen ausdrücklichen Wunsch durch den Arzt, die *aktive Sterbehilfe*, ist hingegen in Deutschland wie in den meisten Ländern der Welt strafrechtlich verboten. Nur in den Benelux-Staaten ist sie unter Einhaltung definierter Vorgaben seit einigen Jahren erlaubt. In Kolumbien und in Japan ist die Rechtslage diesbezüglich ungeklärt. Es fehlt eine gesetzliche Regelung; lediglich Gerichtsentscheide haben ein solches ärztliches Vorgehen regional partiell ermöglicht.

Die direkte Tötung des Patienten durch eine Injektion auf dessen Wunsch ist für jeden Arzt eine wohl nur schwer erträgliche Belastung. Sie widerspricht so fundamental dem ärztlichen Auftrag, Leben zu erhalten, dass aus Sicht vieler Verantwortlicher dem daraus erwachsenden moralischen Konflikt von vornherein durch eine strikte Gesetzgebung vorgebeugt werden sollte. Entscheidend ist in diesem Fall, dass die Tatherrschaft beim Arzt liegt und nicht – wie beim assistierten Suizid – beim Patienten. Im zuletzt genannten Fall entscheidet der Patient über den Vollzug, im vorgenannten ist es der Arzt.

Aber ist diese Unterscheidung wirklich so eindeutig und realitätsgerecht wie sie scheint?

Finale Hilfe[27]

Als Oberarzt der Klinik gehörte es bisweilen auch zu meinen Aufgaben, die Privatpatienten meines Chefs ambulant in deren Wohnung zu betreuen, so wie er es bei einigen von ihnen machte. Bei einer seiner Abwesenheiten wurde ich zu einem gut sechzigjährigen Patienten gerufen, der im Finalstadium einer weit fortgeschrittenen Lungenkrebserkrankung ärztlicher Hilfe, vor allem einer ständigen Schmerzlinderung bedurfte.

Ich fand den mir zuvor nicht persönlich bekannten Mann in erbärmlicher Verfassung vor, in seinem Bett sich wälzend, des Sprechens unfähig, den bangen Blick auf seine Frau gerichtet. Im Anschluss an die medizinische Versorgung nahm mich die Ehefrau beiseite und bat mich inständig, dem Leiden durch eine Injektion ein Ende zu bereiten. Sie erläuterte, dass sie und ihr Mann – ein Künstlerehepaar – sich schon am Anfang ihrer Ehe fest versprochen hatten, im Fall der Unabänderlichkeit des Sterbens eines der beiden Partner sich

---

27 Aus: Wedler 2002

gegenseitig zu helfen und für ein rasches Ende zu sorgen. Sie führte mich zurück ans Krankenbett, wiederholte gegenüber ihrem Mann das Gesagte, was er durch begieriges Nicken bestätigte. Es gab keinen Zweifel: Er wollte sterben, so schnell wie möglich.

Ahnungslos und unvorbereitet wie ich war, sah ich mich nicht in der Lage, diesem Wunsch zu folgen. Frühere entsprechende Andeutungen gegenüber meinem Chef hatte dieser anscheinend ignoriert. Sie drang in mich, und ich sah, die Lage des Sterbenden war aussichtslos. Schließlich machte ich ihr den Vorschlag, da ich mich selbst dazu nicht imstande sah, ihrem ehelichen Versprechen dadurch Genüge zu tun, dass sie selbst die tödliche Injektion vornahm. In den Tagen zuvor hatte sie das Morphium in therapeutischer Dosis ihrem Mann schon oftmals injiziert. Ich stellte ein Rezept aus mit der Morphium-Dosis für eine ganze Woche und überließ es ihr.

Nur eine Stunde später rief die Apotheke an. Ob ich mich in der Dosis nicht geirrt habe. Nein, das sei so erforderlich in diesem Fall, versicherte ich beklommen. In der folgenden Nacht kam der Anruf, es sei nun vorbei.

Das Gefühl, in dieser Situation absolut versagt zu haben, hat mich seither nicht mehr verlassen. Welch eine ungeheuerliche Zumutung an die Ehefrau, ihrem seit Jahrzehnten verbundenen Lebenspartner eine tödliche Spritze zu geben! Sie zudem bei diesem Vollzug aus meiner Unsicherheit und Ängstlichkeit heraus allein zu lassen, ihr nur noch aus der Ferne per Telefon beizustehen! Aus heutiger Sicht war ich zweifellos überfordert, weder sachlich noch emotional auf solch eine Situation vorbereitet, geradezu hilflos. Ein assistierter Suizid, das Schlucken von Flüssigkeit aus dem Trinkbecher mit einem darin gelösten Barbiturat, wäre vielleicht gerade noch möglich gewesen, das dafür erforderliche Mittel, da in Deutschland nicht im Apothekenhandel, in Kürze aber kaum zu beschaffen. Heute wäre die Einleitung einer palliativen Sedierung vermutlich längst erfolgt, um das horrende Leiden zu lindern. Damals gab es noch keine Palliativstationen, kein Hospiz. Zudem hätte man das Paar überreden müssen, entgegen den gemeinsam gefassten Vorstellungen eine stationäre Versorgung am Lebensende der häuslichen vorzuziehen.

Mit einer ähnlichen Situation mögen auch heute noch manche Ärzte hin und wieder konfrontiert sein, trotz all der bestehenden Versorgungsangebote. Wie jedes Leben verläuft auch jedes Lebensende anders, nicht immer lässt sich für alle Eventualitäten Vorsorge treffen. Es sind Grenzbereiche des Todes, die sich einer Normierung entziehen. Auch aus diesem Grund plädieren nicht wenige dafür, derartige Entscheidungen und Maßnahmen der »Sterbehilfe« der intimen, vertrauensvollen Beziehung zwischen Patient und Arzt zu überlassen und diesbezüglich keine gesetzlichen Vorschriften zu etablieren.

Aber ist dem Arzt damit immer geholfen? Und dem hilfesuchenden Patienten, wenn sein Anliegen am Unverständnis, an der Hilflosigkeit, gar an der persönlichen Ideologie des Arztes abprallt? Sollte die Gesellschaft nicht doch den Mut aufbringen, zumindest einen Rahmen vorzugeben, in dem ärztliches, das Sterben erleichterndes Handeln am Lebensende toleriert, gegebenenfalls auch eine Beschleunigung ermöglicht, aber zum Schutz vor Missbrauch eindeutig geregelt und überwacht wird? Auch hierzu sind die Ansichten entsprechend der jeweiligen Weltanschauung gespalten.

4.3 Spuren in der Vergangenheit

So sehr es in allen Zeiten suizidale Vorkommnisse gab, moralisch höchst unterschiedlich bewertet, ist davon auszugehen, dass auch die Beihilfe dazu praktiziert wurde – zumindest in extremen Lebenssituationen. Dass der Hippokratische Eid mit seinem expliziten Verbot einer Suizidhilfe diesbezüglich einen Hinweis gibt, wurde bereits erwähnt (▶ Kap. 4.1). Direkte Indizien sind in der Historie allerdings rar. Galt der Suizid ohnehin über lange Zeit als ein Handeln, um nach persönlichem oder gemeinschaftlichem Scheitern die Ehre zu bewahren, Sklaverei und andere Formen unwürdigen Lebens zu vermeiden, fand dieses meist auch gesellschaftliche Anerkennung, wenn nicht direkte Unterstützung.

Hilfe zum Tod habe bei den Zeitgenossen in der Antike und einzelnen Philosophieschulen ebenso wie der Suizid nicht immer als verwerflich gegolten (Frewer 2006). Sogar bei Platon fänden sich Passagen zur Sterbehilfe, in denen er aktive und passive Formen der Euthanasie vertreten habe.

Berühmt wurden die Massensuizide auf der Burg Masada im heutigen Israel im Jahr 73 und im Urwald von Jonestown in Guayana 1978, bei denen die Tötung in vielen Fällen offenbar mit Unterstützung anderer oder unmittelbar durch andere Personen erfolgte. Weitere Beispiele gab es fast überall auf der Welt im Lauf der Geschichte (Alvarez 1974), nicht zuletzt auch in Deutschland 1945 beim Einmarsch sowjetischer Truppen.

Japan ist ein Land mit traditionell sehr hoher Suizidalität. Der Suizid ist dort keine Sünde und nie eine gewesen. Der Tod werde in diesem vom Konfuzianismus und Shintoismus gefärbten Buddhismus grundsätzlich mit Gelassenheit gesehen, nicht als eine Katastrophe. Der Suizid werde nicht als eine soziale oder nationale Angelegenheit betrachtet, sondern als ein persönliches Problem. Aus diesem Grund beschäftige sich die Regierung diesbezüglich auch nicht mit gesetzlichen Regeln (Iga 1993).

Berühmt ist das *Harakiri*, ein Suizid, um die eigene Ehre zu retten und vor Schande zu bewahren. Bis in die Gegenwart wiederholen sich in Japan Suizide aus Scham über ein Scheitern, ein Versagen, und um die Ehre wiederherzustellen. Die auch als *Seppuku* bezeichnete, seit 150 Jahren in Japan offiziell verbotene, rituelle Selbsttötung erfolgte in der Regel unter Mithilfe eines Sekundanten, eines *kaishaku-nin*. Es verwundert deshalb auch nicht, dass im Jahr 1995 die Suizidassistenz und selbst die Tötung auf Verlangen von einem lokalen Gericht unter definierten Umständen gestattet wurden, ohne dass eine Revision durch höhere Gerichte erfolgt wäre[28].

Andererseits sind die japanische Bevölkerung und mit ihnen die Ärzte aufgrund ihrer religiös verankerten Vorstellungen über das Ende des Lebens im Umgang mit Menschen am Lebensende sehr zurückhaltend bezüglich aller Maßnahmen zur Sterbeerleichterung (Macer 2003). Der Sterbeprozess wird sogar eher verlängert als verkürzt (Taneda 2011).

Eine Form der Beihilfe zum Suizid war auch eine staatliche Regelung in Marseille im Mittelalter, von der bereits Montaigne (1998) im 16. Jahrhundert berichtete. Auf entsprechenden Antrag konnten suizidwillige Bürger nach Zustimmung durch den Senat der Stadt, den *Rat der Sechshundert*, auf Staatskosten einen aus Schierling bereiteten Gifttrank erhalten. Ohne Genehmigung der Obrigkeit sei der Suizid nicht erlaubt gewesen. Ein solches Gesetz habe es auch anderswo gegeben, beispielsweise auf der Kykladen-Insel Keos.

Nach der ansonsten strengen Tabuisierung im Mittelalter sind die antiken Vorstellungen zu Sterbehilfe und Euthanasie mit Beginn der Neuzeit wieder aufgegriffen worden. Bei Thomas Morus und Francis Bacon im 16. Jahrhundert sei die Hilfe zum Sterben jedoch erstmals ausdrücklich an die Voraussetzung einer Selbstbestimmung durch den Betroffenen geknüpft worden (Frewer 2006). Im Zuge einer im 19. Jahrhundert sich ausweitenden Diskussion über ärztliche Hilfen am Lebensende war es Christoph Wilhelm Hufeland, der den Arzt als den *gefährlichsten Mann im Staat* titulierte, der – auch bei unheilbarer Krankheit – etwas Anderes mache, als bei aller Leidminderung nichts als das Leben zu erhalten.

Gegen Ende des 19. Jahrhunderts gewann dann bekanntlich eine Einstellung nach und nach die Oberhand, die aktive Maßnahmen durch den Arzt zum Herbeiführen des Todes zum Recht unheilbar Sterbenskranker erhob und letztlich eine Entwicklung förderte, die zum Missbrauch während der Nazi-Herrschaft, zur *Vernichtung unwerten Lebens*, in Deutschland und angrenzenden Ländern führte.

Das in vielen Teilen der Welt über die Jahrhunderte und teilweise bis heute gültige religiös begründete Suizidverbot ließ in diesen Ländern eine Suizidbeihilfe nicht zu; zumindest durfte nicht darüber gesprochen oder eine solche öffentlich propagiert werden.

4.4 Hintergründe der gegenwärtigen Aktualisierung

Dass das uralte Thema der Suizidbeihilfe heute weltweit so intensiv diskutiert wird, liegt einerseits an den Möglichkeiten der modernen Medizin, Leben zu verlängern und Sterben zu verhindern, andererseits an dem vor allem aber in den letzten einhundert Jahren in fast allen Gesellschaften gewachsenen Verlangen nach individueller Selbstbestimmung.

---

28 https://en.wikipedia.org/wiki/Legality_of_euthanasia#Japan, Zugriff am 26.07.2016

Die Möglichkeit, bei tödlicher Krankheit Menschenleben mit ärztlicher Hilfe zu retten, gibt es in nennenswertem Umfang erst seit etwa 150 Jahren. Vor gut einem halben Jahrhundert hat die medizinische Technik dann die Fähigkeit erlangt, direkt in den Sterbeprozess einzugreifen und – zuvor unweigerlich dem Tod anheimgegebenes – Leben über kürzere oder längere Zeit zu erhalten. Methoden wie die kardiopulmonale Reanimation, der Herzschrittmacher, die Hämodialyse beim Nierenversagen, die Langzeitbeatmung, die vollkommen künstliche Ernährung für unbegrenzte Zeit via PEG-Sonde verhindern das Sterben, aber nicht immer ermöglichen sie dem Betroffenen ein freies, selbstbestimmtes Leben. Sie gehen oftmals mit Einschränkungen und Behinderungen einher, bisweilen mit einem über Jahre bewusstlos Dahindämmern.

So segensreich diese medizinische Entwicklung in vielen Fällen ist, entspricht eine solche Konsequenz doch nicht der Lebensauffassung eines jeden Menschen. Der Tod, nach klassischen Vorstellungen am Ende eines erfüllten Lebens, ist zum verhaltenen Bedauern vieler nicht mehr selbstverständlich. Er unterliegt in zunehmendem Maße ärztlicher Entscheidung. Ein *natürlicher* Tod erscheint immer schwerer erreichbar.

Die dem Patienten nunmehr anscheinend verwehrte Möglichkeit, sich ärztlichem Zugriff letztlich entziehen zu können, nicht einmal durch den eigenen herannahenden Tod, musste zwangsläufig zu Konflikten führen. Es zeigt sich seitdem, dass eine wachsende Zahl von Menschen wie über das Leben auch über das eigene Sterben selbstständig bestimmen will, zumindest über den Zeitpunkt. Die Eingriffsmöglichkeiten der Medizin in basale vitale Prozesse überstiegen mit wachsendem Fortschritt bei weitem alles, was ärztlichen Paternalismus bislang ausgemacht hatte; die Folge war ein rascher, aus philosophischen und juristischen Quellen gespeister Geltungszuwachs der Medizinethik als eigenständige Disziplin. Die Psychologin und Philosophin Stella Reiter-Theil kritisierte am Ende der 1990er Jahre grundsätzlich das »allzu traditionelle Beharren auf einer streng hippokratischen Ethik mit ihrer Bindung an die paternalistische Arztrolle, wenn zugleich ausgeblendet wird, dass auf diesem Hintergrund moderne Herausforderungen der Medizin nicht gemeistert werden können« (Reiter-Theil et al. 1999).

Seit der Aufklärung hat sich in allen säkularen Gesellschaften eine Tendenz entwickelt, dem einzelnen Menschen ein immer größeres Entscheidungsrecht in allen sein persönliches Dasein betreffenden Belangen zuzugestehen – umgekehrt der Gemeinschaft und ihren Autoritäten die Einflussnahme auf das Individuum entsprechend zu begrenzen. Diese Entwicklung hat inzwischen auch die Entscheidungen über eine ärztliche Behandlung und alle mit dem Lebensende zusammenhängenden Fragen erreicht. Es liegt im Ermessen des Einzelnen, inwieweit er sich den Wünschen und Ansprüchen anderer, vor allem der ihm Nächststehenden, und medizinischen Notwendigkeiten unterordnet – soweit nicht übergeordnete Belange der Gesellschaft davon berührt werden. Was unter den Letzteren zu verstehen ist, entscheidet der demokratisch legitimierte Gesetzgeber, hierzulande vor allem der Deutsche Bundestag.

Lag früher die Entscheidung über eine adäquate medizinische Behandlung allein beim sachverständigen Arzt, oftmals beim Spezialisten, hat heute jeder Patient – ob vernünftig oder nicht – ein gesetzlich verbrieftes Einspruchsrecht, eine von ihm nicht erwünschte medizinische Maßnahme zu untersagen. Seit 2009 besteht für jeden Bürger in Deutschland zudem die Möglichkeit, im Voraus zu verfügen, wie er einmal medizinisch behandelt werden will, falls er eines Tages in einen Zustand der Entscheidungsunfähigkeit geraten sollte. In den USA existiert eine solche Regelung bereits seit über 25 Jahren.

Schon in den 1990er Jahren definierte der amerikanische Arzt und Medizinethiker Howard Brody (1997) vier ärztliche Behandlungsziele am Lebensende:

- die Erhaltung von Wohlbefinden mit Minderung, wenn nicht Ausschaltung von Leiden;
- die Beendigung belastender medizinischer Maßnahmen, ihre Beschränkung auf das unbedingt Notwendige;
- die Sicherung von Kommunikation;
- und die Gewährung eines raschen, sicheren Todes.

Im Sterben begriffene Patienten wünschen sich vor allem Leidensminderung, Begleitung und eine Erleichterung des Sterbens. Der Wunsch nach aktiver Lebensbeendigung durch den Arzt ist da eher die Ausnahme. Aber er kommt vor.

Somit gibt es auch in Deutschland – wie in fast allen Ländern – eine Grauzone der Beihilfe zum Suizid und der ärztlichen Tötung auf Verlangen. Letztere wird oft ungenau als *aktive Sterbehilfe* bezeichnet; auch andere – legale – Formen der Hilfe für Sterbende sind aktive Maßnahmen, wie das Abschalten lebenserhaltender Apparate auf Wunsch des Patienten oder das Anlegen einer Infusion mit schmerzstillenden Medikamenten (▶ Kap. 4.2).

Bei einer repräsentativen Befragung deutscher Ärztinnen und Ärzte bestätigte jede(r) zehnte niedergelassene und jede(r) fünfzehnte im Krankenhaus Tätige, während der medizinischen Berufsausübung Fälle erlebt zu haben, in denen Ärzte dem Tötungswunsch des Patienten gefolgt waren (Wehkamp et al. 1997). 7,8 % der in freier Praxis und 0,8 % der im Krankenhaus Beschäftigten hatten selbst einem solchen Patientenwunsch entsprochen. In einer Umfrage unter den Mitgliedern der Deutschen Gesellschaft für Palliativmedizin gaben 2,5 % der Befragten an, selbst an aktiver Sterbehilfe beteiligt gewesen zu sein, 1,1 % an einer Suizidassistenz (Müller-Busch et al. 2004). Laut einer weiteren Analyse über Entscheidungen von deutschen Palliativmedizinern am Lebensende hatten 0,9 % aktive Sterbehilfe auf Wusch des Patienten, 0,3 % auch ohne Wunsch des Patienten und 0,1 % ärztliche Suizidassistenz geleistet (Schildmann et al. 2010).

Diese Untersuchungsergebnisse bestätigen, dass es bei schwerem Leiden am Lebensende Fälle gibt, bei denen der behandelnde Arzt sich zu Maßnahmen veranlasst sieht, den Sterbevorgang zu beschleunigen. Sie werden statistisch nicht erfasst; ihre Rechtmäßigkeit unterliegt keiner öffentlichen Kontrolle.

Der in Deutschland aktive Verein *Sterbehilfe Deutschland* publizierte differenzierte Daten über die Suizidassistenz bei 26 Patienten im Jahr 2011 (Kusch und Spittler 2012). Nur 20 von diesen waren körperlich krank gewesen, lediglich sechs mit einer erwarteten Lebenserwartung von weniger als sechs Monaten. Etwa 40 % hatten psychische Störungen in unterschiedlichem Ausmaß aufgewiesen. Nach den in den Niederlanden und in einigen US-Staaten gültigen Kriterien wären nur sechs dieser 26 Patienten dort für eine Suizidassistenz zugelassen worden.

Es stellt sich somit die Frage, für den Gesetzgeber, aber auch insgesamt für die Gesellschaft, was das größere Übel ist: Die Hinnahme der in vielen Staaten existierenden Grauzone bei Verzicht auf jede gesetzliche Regelung oder eine gesetzliche Legitimierung unter Hinnahme einer möglichen Verschiebung von ethischen Wertmaßstäben, zumindest für einen Teil der Bevölkerung. Die seit Beginn der 1960er Jahre nach und nach allgemein verfügbar gewordenen Möglichkeiten des Eingriffs in Grenzsituationen des Lebens haben neue Situationen in der Beziehung zwischen Patient und Arzt geschaffen, die nicht geleugnet werden können und die entschieden nach einer pragmatischen Klärung verlangen.

4.5   Die internationale Entwicklung

Niederlande

Der weltweite Vorreiter einer offiziellen Regulierung ärztlicher Sterbebeschleunigung waren bekanntlich die Niederlande. Seit 2002 sind dort der assistierte Suizid und auch die Tötung durch den Arzt auf Verlangen des Patienten unter definierten Kautelen gesetzlich legitimiert, nach einer 20-jährigen Vorphase der Toleranz mit wissenschaftlicher Begleitung. Die Diskussion um eine solche Regelung setzte in den Niederlanden bereits seit 1969 ein (van Loenen 2014) und wurde Anfang der 1980er Jahre durch die Publikationen des Theologen Harry Kuitert befördert: Das in aussichtslosen Phasen am Lebensende auf Patientenwunsch erfolgende legale Abschalten lebenserhaltender medizinischer Apparate sei hinsichtlich seiner Wirkung mit einer gezielten Tötung durch den Arzt gleichzusetzen; man solle diese demnach gleichfalls als erlaubt ansehen.

Heute ist fast vergessen, dass ein wesentlicher Anstoß zu der weiteren Entwicklung von einem Psychiater kam, dem Vorkämpfer und wichtigsten Repräsentanten der Suizidprävention in den Niederlanden: Nico Speijer. Er war Gründungs- und Ehrenmitglied der *International Association for Suicide Prevention* und galt als der *große alte Mann der Suizidprävention* in den Niederlanden. Als die Schmerzen aufgrund eines metastasierenden Darm-Karzinoms nicht mehr beherrschbar waren, suizidierte sich der 76-jährige Speijer im Jahr 1981 gemeinsam mit seiner Ehefrau. Letztere, seit Jahren schwer behindert, wollte nicht allein zurückbleiben (Diekstra 1987). Der Suizid des landesweit bekannten und hoch angesehenen emeritierten Psychiatrieprofessors fand in den Medien eine große Resonanz. Unmittelbar anschließend war es zu Imitationssuiziden mehrerer alter Ehepaare gekommen. Entscheidend für die weitere Entwicklung aber war, dass Speijer nur ein Jahr zuvor gemeinsam mit seinem

Schüler René Diekstra ein Buch publiziert hatte, eine – so der Untertitel – »kritische Diskussion, unter welchen Umständen einem Suizid vorgebeugt werden sollte und unter welchen Bedingungen nicht«[29]. Den darin aufgestellten Kriterien, wann ein Suizid toleriert werden sollte, war Speijer bei seinem eigenen Suizid genau gefolgt.

Mit Blick auf Speijers prominentes Vorbild und seine in dem Buch gegebene Begründung für Ausnahmesituationen, in denen Suizidprävention nicht mehr angebracht sei, wurden die an den Nachfolgesuiziden beteiligten Ärzte strafrechtlich nicht mehr verfolgt bzw. freigesprochen. Stattdessen wurden offizielle wissenschaftliche Experten-Kommissionen eingesetzt, die nach eingehender Prüfung und Diskussion im Wesentlichen Speijers Kriterien der späteren niederländischen Euthanasie-Gesetzgebung zugrunde legten.

Das *Gesetz zur Kontrolle der Lebensbeendigung auf Verlangen und Hilfe bei der Selbsttötung (Artikel 2)* aus dem Jahr 2002 nennt als Sorgfaltskriterien, bei deren Beachtung die Mithilfe zur Selbsttötung bzw. die Tötung durch den Arzt straffrei bleibt:

- Der Wunsch nach Lebensbeendigung ist freiwillig und folgt reiflicher Überlegung
- Der Zustand des Patienten ist aussichtslos, sein Leiden unerträglich
- Der Patient ist über Situation und Aussichten voll aufgeklärt
- Gemeinsame Überzeugung von Arzt und Patient, dass es für die vorliegende Situation keine andere annehmbare Lösung gibt
- Untersuchung durch mindestens einen zweiten, unabhängigen Arzt, der sich zu vorgenannten Punkten schriftlich äußert
- Gebotene Sorgfalt bei der Lebensbeendigung
- Meldung an die regionale Kontrollkommission

Der Rahmen für aktive Sterbehilfe und ärztliche Suizidassistenz in den Niederlanden wurde seither erheblich ausgeweitet (wohl auch deutlich über das von Speijer angedachte Maß hinaus). Inzwischen ist die Zahl der mit ärztlicher Hilfe beschleunigt Sterbenden auf rund 5.000 pro Jahr angestiegen, etwa jeder dreißigste unter allen Todesfällen. Nur etwa fünf Prozent wählen dabei den ärztlich assistierten Suizid, die weitaus meisten bitten den Arzt um die tödliche Injektion. Kritiker sehen in dieser Entwicklung Befürchtungen bestätigt, dass die gesetzliche Ermöglichung einer Sterbebeschleunigung unaufhaltsam zu einer Ausweitung, einem Dammbruch führt, zumal auch Kinder und psychisch Kranke in die Regelung mit der Zeit einbezogen wurden (van Loenen 2014).

Dennoch muss man den Niederlanden zugutehalten, dass sie unter allen Staaten derjenige sind, der die Vorgänge am Lebensende und das damit im Zusammenhang stehende ärztliche Wirken als Erster transparent gemacht hat. So konnten sie aufzeigen, dass viele ärztliche Entscheidungen am Lebensende aus

---

29 Spejer N, Diekstra RFW (1980) Hulpbijzelfdoding. Deventer (Niederlande): van Gorcum

einem paternalistischen Selbstverständnis getroffen werden, ohne gesellschaftliche Kontrolle und ohne die Meinung der jeweiligen Patienten erfragt zu haben (van der Maas et al. 1996, Onwuteaka-Philipsen et al. 2012). Das wollte man so nicht länger hinnehmen. Inzwischen werden – im Gegensatz zur Anfangsphase – nach als repräsentativ geltenden Befragungen die meisten Fälle von Sterbebeschleunigung auch wirklich an die staatlichen Kommissionen gemeldet.

Die Entwicklung in den Niederlanden fand weltweite Resonanz – weit mehr als einzelne medienwirksame Aktivisten wie Julius Hackethal in Deutschland, Jack Kevorkian in den USA oder Philip Nitschke in Australien. Es handelte sich bei diesen Personen um Einzelkämpfer, die mehr auf die Problemlage (und vielleicht auf sich selbst) aufmerksam machen wollten, als dass sie – wie Speijer – eine gesellschaftlich allgemein tragbare Problemlösung im Blick hatten.

USA

Insbesondere in den USA wurden die niederländischen Erfahrungen eingehend und durchaus kontrovers diskutiert. Nach erfolglosen Bemühungen von Gruppierungen in verschiedenen US-Bundesstaaten zu Beginn der 1990er Jahre, die eine in ihren Augen *würdige* Hilfe zur Lebensbeendigung nach holländischem Muster angestrebt hatten, führte Oregon als erster US-Staat im Jahr 1997 eine gesetzliche Regelung ein, die ärztliche Suizidassistenz nach strengen Richtlinien bei schwer leidenden, terminal Kranken erlaubt. Die Kriterien sind weitgehend identisch mit denen in den Niederlanden, wobei sich die erlaubte Sterbebeschleunigung nur auf die Suizidassistenz, die Verschreibung bzw. Bereitstellung von Barbituraten, beschränkt. Über deren Einnahme entscheidet der betroffene Patient selbst. Bei bestehendem Zweifel über die Fähigkeit des Betroffenen zur frei verantwortlichen Selbstbestimmung muss zuvor ein psychologisches Gutachten eingeholt werden. Realisierung und Auswirkungen werden seit Inkrafttreten des *Death with dignity act* fortlaufend Jahr für Jahr wissenschaftlich begleitet und dokumentiert.

Seit 1998 wurde die Möglichkeit zum ärztlich assistierten Suizid in Oregon von einer kontinuierlich steigenden Zahl kranker Bürger in Anspruch genommen. Von denjenigen, die eine entsprechende Medikamentenverschreibung erhalten hatten, nutzten allerdings jeweils nur zwei Drittel dieselbe zur Lebensbeendigung. Für die übrigen Patienten gab das im Nachttisch gelagerte Barbiturat offenbar lediglich eine Sicherheit, im Notfall darauf zurückgreifen zu können. Der Schriftsteller Wolfgang Herrndorf hatte eine solche Versicherung, bei unerträglichem Leiden nach eigenem Entschluss den Sterbezeitpunkt selbst bestimmen zu können, nicht zu Unrecht als *Psychohygiene* bezeichnet (▶ Kap. 2.5). Ungefähr jeder vierhundertste Sterbefall in Oregon erfolgt inzwischen durch Suizidassistenz. Es handelte sich ganz überwiegend um Krebskranke im Terminalstadium.

Befragungen von Patienten und Angehörigen ergaben, dass weniger die krankheitsbedingten körperlichen Leiden für den Entschluss zur raschen Lebensbeendigung ausschlaggebend waren als der Verlust von Autonomie und

Würde, die Unmöglichkeit, Lebensfreude zu erlangen, aber auch die oftmals verlorengegangene Kontrolle über körperliche Funktionen und das Gefühl, für Familie und Freunde zur Belastung geworden zu sein. Wirtschaftliche Faktoren scheinen demgegenüber selten eine Rolle zu spielen. Nur sehr wenige hatten, anders als in anderen US-Staaten, keine Krankenversicherung. Die allermeisten starben zu Hause, betreut von einem Hospizversorgungsprogramm (Barber 2013). In einer Metaanalyse ergab sich kein Hinweis, dass sozial, wirtschaftlich oder in sonstiger Weise unterprivilegierte Patienten überproportional betroffen wären (Battin et al. 2007), wenn auch Methodik und Schlussfolgerungen dieser Studie später kritisiert wurden (Finlay und George 2011).

Aufgrund der Ergebnisse in Oregon folgten weitere US-Staaten nach: Washington 2008, Montana 2009, Vermont 2013, Kalifornien 2015, sodass inzwischen etwa jeder sechste US-Bürger Zugang zu dieser Option am Lebensende hat. Eine entsprechende gerichtliche Verfügung in New Mexico 2014 wurde juristisch angefochten, eine Entscheidung höherer Instanzen steht noch aus. Nach Pressemitteilungen stehen derzeit in 23 weiteren US-Staaten gesetzliche Regelungen zur Suizid-Assistenz in der parlamentarischen Diskussion bzw. werden mittelfristig angestrebt. Der Staat Massachusetts hat sich im Jahr 2012 mit knapper Mehrheit dagegen entschieden.

Offenbar um Konflikte mit bestehenden Gesetzen gar nicht erst aufkommen zu lassen, werden Todesfälle durch ärztlich assistierten Suizid in diesen US-Staaten nicht in die Suizidstatistik aufgenommen, sondern separat als *Death-with-dignity-deaths* registriert.[30]

Belgien, Luxemburg

In Europa folgten dem niederländischen Beispiel Belgien 2002 und Luxemburg 2008 mit fast identischer Gesetzgebung. In Belgien ist der ärztlich assistierte Suizid im Gesetz allerdings gar nicht speziell erwähnt. Seit 2014 ist die Lebensbeendigung mit ärztlicher Hilfe auch bei unheilbar kranken Kindern und Jugendlichen möglich, falls sie »mündig« sind und in der Endphase einer tödlichen Erkrankung unter unerträglichen und nicht zu lindernden körperlichen Schmerzen leiden. Zudem zeigte die Untersuchung einer Stichprobe, dass in einem Drittel der Fälle die vom Arzt vorgenommene Lebensbeendigung ohne ausdrückliche Befragung der Patienten erfolgt war, da diese sich im Dauerkoma befanden, dement waren und teilweise zu einem früheren Zeitpunkt ihren Wunsch nach ärztlicher Mithilfe zum Sterben geäußert hatten (Chambaere et al. 2010).

Diese Regelungen und Vorgänge wurden auf internationaler Ebene vielfach kritisiert, ebenso wie die gerichtliche Zulassung von ärztlicher Suizidassistenz für einen körperlich gesunden, jedoch in dauerhafter Sicherungsverwahrung be-

---

30 Nach persönlicher Mitteilung von Prof. Linda Ganzini hat diese Maßnahme einen recht prosaischen Grund: Die Auszahlungen einer Lebensversicherung könnte bei der dokumentierten Todesursache Suizid entfallen.

findlichen Sexual-Straftäter, der um diese Möglichkeit der Lebensbeendigung gebeten hatte.

Im Gegensatz zu den Niederlanden und Belgien, wo die Gesetzgebung nur für die eigenen Bürger gilt, besteht in Luxemburg auch die Möglichkeit für Ausländer, ärztliche Hilfe zur Sterbebeschleunigung wahrzunehmen, wenn der betreuende Arzt in Luxemburg sesshaft ist.

Schweiz

Ein Sonderfall ist auch die Entwicklung in der Schweiz. Soweit sie nicht aus selbstsüchtigen Motiven erfolgt, ist Suizidassistenz in der Schweiz erlaubt. Mehrere Sterbehilfevereine stehen dort vor allem mit ehrenamtlich aktiven Laienhelfern bereit, schwer leidende Menschen in den Tod zu begleiten. Die ärztliche Beteiligung beschränkt sich unter Beachtung vorgegebener Kriterien (SAMW 2012) in der Regel auf die Prüfung der Krankheitsunterlagen, gegebenenfalls eine psychiatrische Begutachtung und die Rezeptur der erforderlichen Barbiturate. Auch in der Schweiz nutzten nicht alle Personen, denen die Suizidassistenz von einer der Sterbehilfeorganisationen zugesichert wurde und die nach entsprechender Prüfung vom Arzt eine Verschreibung erhielten, das tödliche Medikament, um damit ihr Leben zu beenden, ein Großteil, bis zu 70 %, bewahrte es lediglich für den Notfall auf (Merkel und Häring 2015).

Diese Form der Sterbehilfe hat laut wiederholten Volksbefragungen in der Schweiz die Zustimmung einer deutlichen Mehrheit in der Bevölkerung. Die Diskussion dreht sich dort inzwischen mehr um die Zulässigkeit von Sterbehilfe auch für psychisch Kranke und generell für alte Menschen, die die Endphase ihres Lebens mit den damit verbundenen Krankheits- und Leidenszuständen nicht abwarten wollen. Nach einem Bericht des schweizerischen Bundesamts für Gesundheit (BAG 2016) starben im Jahr 2013 knapp 600 Schweizer Bürger durch assistierten Suizid. Im gleichen Jahr ereigneten sich 1.070 nicht assistierte Suizide. Seit 2004 hat sich die Zahl der durch Suizidassistenz verstorbenen Schweizer verdreifacht, während die allgemeine Suizidhäufigkeit leicht zurückgegangen ist.

Während aber alle anderen Länder, in denen die ärztliche Suizidassistenz gesetzlich geregelt ist, diese Genehmigung auf die eigenen Bürger beschränken (außer Luxemburg), ermöglichen einige Sterbehilfeorganisationen in der Schweiz diese auch für Bürger aus dem Ausland. Immer mehr kranke Menschen vor allem aus Deutschland, Großbritannien und Frankreich nutzen seit einigen Jahren dieses Angebot und reisen zum Sterben in die Schweiz: eine Art *Sterbehilfe-Tourismus*. Dass Menschen am Lebensende zum Sterben in ein anderes Land fahren oder transportiert werden, ist allerdings mit mitteleuropäischen Vorstellungen von Menschenwürde und Humanität nur bedingt vereinbar.

Großbritannien

Die größte europäische Insel war im Jahr 1961 die letzte Nation unter den westlichen Industrieländern, die das bis dahin gültige strafrechtliche Verbot jeder Suizidhandlung aufhob. Beihilfe zum Suizid wird jedoch weiterhin mit hohen Strafen bedroht. Selbst die Begleitung eines tödlich erkrankten Angehörigen zur Suizidhilfe in die Schweiz ist strafbar. Im Jahr 2014 befand das höchste britische Gericht, dass das im Jahr 1961 mit dem *Suicide Act* etablierte Verbot einer Suizidassistenz mit dem § 8 der europäischen Menschenrechtskonvention vereinbar sei, dem Recht auf Achtung des Privat- und Familienlebens nicht widerspreche. Mit überwältigender Mehrheit wurde im September 2015 vom britischen Parlament eine Gesetzesinitiative «*right to die*« abgelehnt. Sie hatte das Ziel, auch in Großbritannien ärztliche Hilfe beim Suizid für unheilbare Schwerstkranke zu legalisieren.

Skandinavien

In den nördlichen Ländern Europas gibt es gleichfalls entsprechende Diskussionen zu diesem Thema. In Dänemark und Norwegen ist die Suizidassistenz bislang strafbar, in Schweden und Estland hingegen ist sie Privatpersonen erlaubt.

Kanada

In Kanada hatte im Juni 2014 der Bundesstaat Québec ein Gesetz beschlossen, dass unter vorgegebenen Kriterien und Kontrollen ärztliche Suizidassistenz erlaubt. In der Folge hob Anfang Februar 2015 der oberste Gerichtshof von Kanada das bislang im ganzen Land geltende strenge Verbot der Suizidbeihilfe als nicht mit der kanadischen Verfassung vereinbar auf. In den Jahrzehnten zuvor hatte sich das Gericht noch ebenso wie die kanadische Regierung jeder Form der Legalisierung von Maßnahmen zur Sterbebeschleunigung widersetzt.

Die jetzt für das ganze Kanada maßgebliche Gerichtsentscheidung wurde allerdings in seiner Wirksamkeit für zwölf Monate ausgesetzt, um der Bundesregierung und den Provinzparlamenten Gelegenheit zu geben, entsprechende Regeln zu formulieren. Nachdem keine neuen Gesetze erlassen worden waren (im Herbst 2015 musste die Bundesregierung turnusgemäß neu gewählt werden), trat die Freigabe ärztlicher Suizidassistenz im Februar 2016 grundsätzlich in Kraft, allerdings mit einem erneuten viermonatigen Moratorium. Mitte April 2016 kündigte der kanadische Premierminister Trudeau eine gesetzliche Legalisierung ärztlicher Suizidassistenz an, beschränkt auf volljährige kanadische Bürger und Zugezogene mit Zugang zum kanadischen Gesundheitsversorgungssystem, soweit deren natürliches Sterben absehbar ist. Zwei unabhängige Ärzte müssen dem Sterbewunsch des Betroffenen zugestimmt haben, eine Bedenkzeit von 15 Tagen ist in der Regel einzuhalten. Seit dem 6. Juni 2016 ist ärztlich assistierter Suizid in Kanada legal.

Die neue Regelung ist in Kanada durchaus umstritten, auch wenn die Mehrheit der Bevölkerung in repräsentativen Befragungen sich wie in anderen Ländern eindeutig für eine Liberalisierung entsprechender Hilfen am Lebensende ausspricht. In Kanada stimmten weniger als 10 % *absolut* dagegen. Der kanadische Rechtsprofessor und Biologe Amir Attaran (2015) schreibt dazu: »Diese Entwicklungen sind für jene Menschen ein Problem, die instinktiv eine gesetzliche Erlaubnis von ärztlich assistiertem Suizid abstoßend finden. In zunehmendem Maße wird jedoch seitens der Gesellschaft erkannt, dass es noch abstoßender ist, Menschen das Recht auf ein Sterben in Würde und Sicherheit zu verweigern.«[31]

Kolumbien

Im überwiegend katholisch geprägten Südamerika ist Kolumbien die einzige Nation und weltweit wohl auch das einzige Entwicklungsland, in dem ärztliche Suizidassistenz ohne Strafandrohung praktiziert wird (Ceaser 2008). Vorausgegangen war ein Entscheid des obersten Gerichtshofs. Ein vom Parlament beschlossenes Gesetz steht bislang aus.

Mexiko

Suizidbeihilfe ist in Mexiko zwar verboten. Die zur Selbsttötung auch in der Schweiz verwendeten Barbiturate werden dort jedoch frei in Tierhandlungen verkauft, gedacht zum Einschläfern kranker Haustiere. Vor diesem Hintergrund hat sich ein *Sterbehilfe-Tourismus* entwickelt – analog zur Situation in Europa im Hinblick auf die Schweiz – vornehmlich für Amerikaner aus den benachbarten südlichen US-Staaten.

Japan

In Japan gibt es bislang keine eindeutige gesetzliche Regelung. Die derzeitige Rechtslage fußt auf zwei Entscheidungen lokaler Gerichte aus den Jahren 1962 und 1995. Sie betreffen einerseits die Berechtigung zur Beendigung einer Therapiemaßnahme auf Wunsch des Patienten, andererseits die Tötung auf Verlangen unter definierten Bedingungen: Bei einem schmerzbedingten, nicht minderbaren Leiden müssen der Tod unabwendbar, alle Therapiemöglichkeit ausgeschöpft sein und der Patient explizit zugestimmt haben. Entscheidungen der obersten Gerichte zu diesem Thema gibt es ebenso wenig wie parlamentarische Beschlüsse.

---

31 These developments will trouble people who instinctively find legalized physician-assisted dying repellent. But increasingly, society is acknowledging that denying people the right to die with dignity and safety is even more repellent.

Australien

Ein Gesetz, das im australischen Bundesstaat Northern Territory 1997 in Kraft trat, erlaubte den assistierten Suizid, wurde jedoch nach einem Jahr Gültigkeit durch das übergeordnete australische Parlament außer Kraft gesetzt.

Weitere Länder

In allen Staaten mit starker religiöser Prägung ist Suizidbeihilfe ein Strafbestand, der teilweise wie Mord gewertet wird. In vielen Ländern gibt es überhaupt keine diesbezügliche Gesetzgebung, aber auch keine Informationen über das Ausmaß der vorhandenen Grauzone. Entgegen der von vielen indischen Bundesstaaten geforderten Aufhebung der noch immer geltenden Strafbarkeit von Suizidhandlungen, weil diese psychisch Kranke anstatt in eine Therapie ins Gefängnis bringe, entschied das oberste Gericht im Bundesstaat Rajasthan noch im August 2015, dass der bei den Jainisten traditionelle Brauch des *santhara*, des bewussten Fastens sehr alt gewordener Menschen bis zum Tod, eine Form des Suizids und deshalb verboten sei (Barry und Choksi 2015) – ein Urteil, das unter Verweis auf die grundsätzliche Religionsfreiheit in Indien zu zahlreichen Protesten führte.

4.6 Die Diskussion in Deutschland

Dass in Deutschland die Debatte um die Möglichkeit einer Suizidassistenz am Lebensende als Maßnahme zur Erleichterung des Sterbens erst relativ spät in der Öffentlichkeit geführt wurde, steht in erster Linie im Zusammenhang mit der eigenen, noch nicht so ferngerückten Geschichte in der ersten Hälfte des vergangenen Jahrhunderts. Der vom Regime der Nationalsozialisten missbrauchte Begriff der *Euthanasie* für ein gezieltes, verbrecherisches, ideologisch motiviertes Morden an einer Unzahl von nicht als lebenswert befundenen Menschen, wirkt bis heute nach und machte es über viele Jahrzehnte praktisch unmöglich, unbefangen und ohne Vorurteile über die Möglichkeiten der Sterbebeschleunigung zu sprechen, überhaupt darüber nachzudenken.

Zwar engagierte sich eine nach den Vorbildern in der Schweiz gegründete *Deutsche Gesellschaft für humanes Sterben* für eine gesellschaftliche Öffnung für dieses Thema, fand auch eine erhebliche Mitgliederzahl und prominente Fürsprecher, konnte aber den Nimbus des unheilvollen Befürworters einer Suizidförderung niemals ganz abstreifen. Die Gesellschaft beschränkt sich inzwischen auf eine Beratung ihrer Mitglieder, bietet selbst keine Suizidassistenz an. Erst die seit dem Jahr 2008 auf Initiative des ehemaligen Hamburger Justizsenators Roger Kusch entstandenen Angebote der direkten Suizidassistenz und die Tatsache, dass von Jahr zu Jahr immer mehr Menschen aus Deutschland die Angebote der Suizidbeihilfe in der Schweiz nutzten, veranlassten den deutschen Gesetzgeber zu einer Klärung der Frage, ob ärztliche Suizidassistenz in Deutschland weiterhin in einer unkontrollierbaren Grauzone geduldet, ob sie staatlich geregelt oder gänzlich verboten werden soll.

Nach jahrelanger, auch öffentlich geführter Debatte entschied sich der Deutsche Bundestag im November 2015 mit großer Mehrheit, erstmals im deutschen Recht eine gesetzliche Basis für die Unrechtmäßigkeit der Hilfe zum Suizid zu schaffen, aber lediglich eine »geschäftsmäßige« Beihilfe unter Strafe zu stellen. In dem neuen § 217 bleibt die Suizidassistenz durch Nahestehende, Verwandte und auch Ärzte von einer Strafbarkeit ausgenommen, soweit diese die Beihilfe nicht *geschäftsmäßig* betreiben. Damit verzichtete der Gesetzgeber ausdrücklich auf die Möglichkeit, der Zulässigkeit von Suizidassistenz einen klaren, staatlich geregelten und kontrollierbaren Rahmen zu geben.

Das neue Gesetz ermöglicht es, künftig die Beihilfe zum Suizid durch private Anbieter, Vereine oder sonstige Organisationen nach deren willkürlich selbstgegebenen Regeln zu unterbinden. Auch eine Werbung für Suizidassistenz wird nicht mehr in Deutschland möglich sein. Als problematisch sehen viele Kritiker, dass es unklar bleibt, in welchem Umfang dem Patienten eng verbundene Ärzte sich beteiligen, überhaupt über diese Option sprechen und den Patienten beraten dürfen, ohne sich strafbar zu machen. Auch wird der sogenannte *Sterbehilfe-Tourismus* in die Schweiz sich nicht mindern lassen, wenn es für die deutschen Ärzte als Helfer beim Sterben keine Rechtssicherheit mehr gibt. Die Auswirkungen der Gesetzgebung werden sich aber wohl erst nach mehrjähriger Laufzeit verlässlich beurteilen lassen.

4.7 Argumente

In der Debatte um die Frage, ob ärztliche Mithilfe zur Sterbebeschleunigung ein gesellschaftlich tragbares Anliegen sein kann oder nicht, wird eine Vielzahl an unterschiedlichen Argumenten eingebracht. Auch wenn sie, wie es oftmals geschieht, voller Emotionalität und mit Ausschließlichkeitsanspruch vorgetragen werden, ist der in ihnen enthaltene wahre Kern doch stets ernsthaft zu prüfen und entsprechend zu würdigen. Allerdings kann es nicht um ein apodiktisches Urteil gehen, welche Seite *Recht* hat. Auch absolut konträre Haltungen in dieser Frage lassen sich gut und verständlich begründen.

Da in der diesbezüglich weltweit geführten Diskussion kein Ende, geschweige denn eine Lösung abzusehen ist, ist auch weiterhin die Wahrnehmung aller Argumente erforderlich, will man sich nicht in endlosen Zirkeldebatten erschöpfen.

Leben ist Gottesgabe

Dass das Leben dem Menschen von Gott geschenkt und deshalb nur Gott berechtigt sei, es wieder zu nehmen, ist für viele Gläubige ein Axiom, welcher religiösen Richtung sie auch angehören. Noch heute ist es die Grundlage des absoluten Suizidverbots in vielen Ländern. Für nicht gläubige Menschen, zumal in säkularen Staaten, entbehrt dieses Argument allerdings jeder Grundlage.

Ob die Freiheit, die dem Menschen zur selbstbestimmten und selbstverantwortlichen Lebensführung von Gott zuerteilt sei, auch die Freiheit zur Lebensbeendigung aus eigenem Entschluss umfasst, wird von führenden Köpfen der evangelischen Kirche unterschiedlich beurteilt.[32] Aufsehen erregte in Deutschland im Sommer 2014 der Rücktritt von Nikolaus Schneider als Ratsvorsitzender der Evangelischen Kirche. Er begründete seinen Rückzug vom öffentlichen Amt mit der plötzlich aufgetretenen Krebserkrankung seiner Frau. Das Ehepaar machte die Krankheit und die Begründung öffentlich, indem es sich in zwei Zeitschrifteninterviews auch zu der Frage äußerte, ob eine Hilfe zur Abkürzung des Sterbeprozesses gegebenenfalls denkbar sei. Während für die Patientin Schneider eine Gestaltungsfreiheit des Lebens vom Anfang bis zum Ende zur »Gottesebenbildlichkeit des Menschen« dazugehört, wäre diese Option für Ihren Mann seinen theologischen Überzeugungen widersprechend, auch wenn er aus Liebe seine Frau in die Schweiz zum selbst gewählten Lebensende begleiten würde, falls sie sich eines Tages dazu entschließen sollte. »Ich sehe es als Teil meiner Verantwortung, dass ich auch entscheiden darf: Jetzt gebe ich mein von Gott geschenktes Leben dankbar an ihn zurück«, sagte die am Krebs Erkrankte im Interview.[33]

Die Auffassung, das Leben sei Eigentum Gottes, dem Menschen nur *geliehen* – ein solcher Eigentumsbegriff ist nach Auffassung des Bonner Theologen und Sozialethikers Hartmut Kreß (2012) *hoheitlich-herrschaftlich strukturiert* und inzwischen durch die neuzeitliche Naturrechtsphilosophie abgelöst. Die Freiheit des individuellen Gewissens und die des Glaubens seien seitdem für Dritte unverfügbar.

Dass die evangelische Kirche sich nicht eindeutig gegen jegliche Form der Suizidassistenz positioniert, hat zu Irritationen und teilweise hämischen Repliken Andersdenkender geführt. Den »bodenlosen Kommentar zum Thema Sterbehilfe schlechthin« habe sich die Evangelische Kirche »geleistet«, heißt es in dem Buch *Es gibt kein gutes Töten* (Lombard 2015). Die vom Leitungsgremium der Kirche publizierte Haltung, dass die mit einem Suizid eingegangene Schuld vor Gott nicht zu moralischen Urteilen berechtige, weil die Übernahme von Schuld auch zu einem ethischen Handeln gehören könne, erinnere an die

---

32 Siehe z. B. Zeitschrift für Evangelische Ethik 2/2015 mit Beiträgen u. a. von Körtner UHJ: Beihilfe zur Selbsttötung; Anselm R: Leben als Gut, nicht als Pflicht; Kreß H: Suizid und Suizidbeihilfe unter dem Aspekt des Grundrechts auf Selbstbestimmung; Dabrock P: Selbstbestimmungsalternativen zwischen ethischer Bewertung und rechtlicher Normierung.
33 Interview: Evelyn Finger in DIE ZEIT Nr. 30/2014 online

Rechtfertigung des Terrorismus durch Georg Lukács und an eine Rede der Nazi-Größe Heinrich Himmler.

Auch in der jüdischen Religion und im Islam unterliegt die Hilfe zum Sterben einem Verbot. Nach traditioneller jüdischer Lehre habe der Mensch keinen Besitzanspruch auf sein Leben oder seinen Körper. Suizidbeihilfe wird wie Mord gewertet. Aber auch im Judentum finden sich Hinweise auf eine Liberalisierung angesichts einer sich wandelnden Welt mit einer unterschiedlichen Interpretation der Vorschriften der Thora. Gegenüber der orthodoxen und der konservativen wird in der progressiven Richtung jüdischen Glaubens der individuellen Autonomie eine höhere Gewichtung zuerkannt. Die Zulässigkeit von palliativer Sedierung, von ärztlicher Suizidassistenz und sogar der Tötung auf Verlangen durch den Arzt wird ernsthaft, wenn auch deutlich kontrovers diskutiert, ein fundamentaler Widerspruch zur *Halacha* nicht mehr ausnahmslos gesehen (Probst 2016).

Im Islam wird Suizidassistenz von allen Gremien der verschiedenen muslimischen Rechtsschulen (Sunniten, Schiiten) bis heute konsequent abgelehnt (Al-Halabi 2014), auch wenn die medizinischen Möglichkeiten zur Lebensverlängerung und die dadurch ausgelöste weltweite Debatte um ein selbstbestimmtes Sterben in islamischen Staaten durchaus wahrgenommen und diskutiert werden. Allerdings bestehen offensichtlich Unsicherheiten in der Interpretation der *Scharia* im Hinblick auf unheilbare, schwer leidende Menschen nahe dem Lebensende. So heißt es, die Gründe für das Suizidverbot könnten als absolut gelten oder aber bezogen auf »normale« Lebensbedingungen (Mohaghegh Damad 2012). Auch sei es ein Unterschied, ob es »verbal« oder logisch begründet sei. Im zweiten Fall könne es nicht als absolut bindend gelten.

Tötungsverbot

Nicht nur das fünfte Gebot in der Bibel untersagt das Töten von Menschen. Dieses Verbot ist die Basis für jede Form sozial gestalteten Lebens, auf das jeder Mensch letztlich angewiesen ist. Es ist eine Übereinkunft in allen Kulturen.

Das Tötungsverbot kennt allerdings bekanntlich gewichtige Ausnahmen. Das Töten des Feindes ist ein gesellschaftlich anerkanntes Kriegsziel, heutzutage beispielsweise auch im militärischen Einsatz gegen Terrorgruppen. Gleichermaßen ist der Polizei zur Wahrung der öffentlichen Ordnung das Töten notfalls erlaubt, wenn auch mit definierten Einschränkungen. In einer nicht geringen Zahl von Ländern sind die Todesstrafe und ihr Vollzug noch immer ein legales Rechtsmittel. Das Bereithalten einer Waffe, deren Anwendung Tötung zur Folge haben kann, ist in vielen US-Staaten als ziviles Mittel zur Selbstverteidigung eine Selbstverständlichkeit.

Eine staatlich klar geregelte und kontrollierte Tötungserlaubnis erscheint somit nicht zwingend jeder gesellschaftlich akzeptablen Übereinkunft zu widersprechen.

Menschenwürde

Eine Aufhebung des absoluten Tötungsverbots im Rahmen der Sterbehilfe und generell bei jeder gesellschaftlichen Tolerierung des Suizids ist in den Augen vieler eine Verletzung der Menschenwürde. Auch die bisherige Nichterwähnung des Suizids im Strafgesetzbuch sei einer Erlaubnis nicht gleichzusetzen, sondern sie zeige lediglich die Unzuständigkeit der von Menschen gemachten Rechtsordnung für das Suizidproblem (Spaemann 1997).

Auch wenn beim assistierten Suizid die Lebensbeendigung das Ziel ist, scheint es doch fraglich, jenen – wie es aus einem religiösen Verständnis von Menschenwürde oft geschieht – mit einem Mord gleichzusetzen. Im Gegensatz zur *ärztlichen Tötung auf Verlangen* bleibt beim *assistierten Suizid* die Tatherrschaft auf Seiten des Patienten. Dieser nimmt zwar an sich selbst eine Tötung vor, die jedoch – zumindest bei unheilbar Kranken und unter Beachtung der diesbezüglichen Kriterien und Vorschriften – lediglich eine Abkürzung des ohnehin unvermeidlichen Sterbeprozesses ist.

Die Relevanz des Begriffs *Menschenwürde* wird zudem im philosophisch-ethischen Bezug vielfach in Frage gestellt. Er finde beliebige Verwendung und eigne sich bestens als Mittel, um die unterschiedlichsten ideologischen Zwecke zu untermauern. Nach einer Definition des Züricher Philosophen Peter Schaber (2012) ist menschliche Würde die Wahrung der *normativen Autorität* über sich selbst, also der Fähigkeit, gemäß den persönlich anerkannten und verantworteten Werten zu denken und zu handeln. Würde sei nicht identisch mit der Achtung vor der Autonomie, die jeder Person zuzugestehen sei und die oft als eigentlicher Wesenskern der Menschenwürde betrachtet werde. Eine Missachtung der normativen Autorität sei ein Angriff auf das Recht, über sich selbst bestimmen zu können, so wenn eine Person gedemütigt oder erniedrigt werde. Eine Einschränkung der Autonomie von Personen, beispielsweise aufgrund sozialer Gegebenheiten, könne zwar ein moralisches Unrecht sein, sei aber noch keine Verletzung der Würde derselben.

Maßnahmen zur Sterbebeschleunigung beinhalten aus dieser Sicht keine Würdeverletzung, die normative Autorität des Patienten wird dabei nicht tangiert. »Man setzt seinem Leben dann in Würde ein Ende, wenn man sich damit einem Leben entzieht, das einem nicht mehr erlaubt, die normative Autorität über sich wahrzunehmen. Das ist der Fall, wenn man nicht mehr in der Lage ist, zwischen Optionen zu wählen, die für einen selbst akzeptabel sind.« (Schaber 2012).

Leiden abschaffen

Das Verlangen nach Sterbebeschleunigung steht oftmals im Kontext mit *unerträglichem Leiden*. Dieses kann körperliche Leidenszustände wie Schmerz oder Atemnot meinen oder auch seelisches und existentielles Leiden, wenn in der Endphase einer tödlichen Erkrankung die Angst dominiert oder ein Lebenssinn dem betroffenen Patienten nicht mehr erkennbar ist.

Leiden ist allerdings ein wesentlicher Teil des menschlichen Lebens. Das Verlangen nach absolut verstandener Beseitigung des Leidens könne nur »durch die Abschaffung der leidenden Person selbst eingelöst werden« (Bozzaro 2015). Der Widerspruch zwischen einerseits »der unverfügbaren, verletzlichen Natur des Menschen« und andererseits »dem legitimen Wunsch nach einem Leben ohne Leiden« sei »die eigentliche Problematik und Herausforderung, vor die Leiderlebnisse Menschen stellen«.

Der französische Historiker Georges Minois (1996) beklagte die *hartnäckige* Behauptung moralischer Autoritäten, dass auch extreme Leiden einen positiven Wert hätten. Was dazu geführt habe, dass viele Menschen trotz ihrer »unerträglichen Schmerzen ... zum Leben verurteilt« worden seien.

Die Freiburger Philosophin Claudia Bozzaro weist dagegen auf die mit dem Begriff des Leidens verbundenen Unklarheiten hin. Unter *unerträglichem Leiden* werde von Patienten, Angehörigen und medizinischen Fachkräften oft etwas sehr Unterschiedliches verstanden. Leiden sei vorrangig etwas Subjektives, das aber zugleich einen normativen Anspruch, bisweilen einen geradezu imperativen Charakter habe (Bozzaro 2015). Die Medizin, zuständig für die Leid-Linderung, sei überfordert mit dem Anspruch einer Leidensbeseitigung und auch nicht für jede Form des Leidens zuständig.

Den Tod denken

Psychoanalytiker weisen bisweilen darauf hin, dass der Mensch genau genommen seinen eigenen Tod gar nicht denken, somit die Vorstellung vom Suizid auch niemals real sein könne. Diese sei lediglich eine Fiktion. Während Denken und Handeln des Menschen in allen entscheidenden Bereichen vom Unbewussten gesteuert würden, setze beides doch immer die weitere Existenz des Denkenden und Handelnden voraus. Über die Art des eigenen Sterbens könne der Mensch deshalb auch gar keine Entscheidung treffen. Angesichts der Macht des Unbewussten wird die Fähigkeit zur freien Selbstbestimmung ganz oder doch in lebenswichtigen Aspekten in Abrede gestellt.

Der von Sigmund Freud postulierte Todestrieb – als Gegenstück zur Libido – hilft diesbezüglich nicht weiter, er ist auch unter Psychoanalytikern umstritten. Der Psychoanalytiker und prominente Buchautor Tilmann Moser hält das Thema Tod und Sterben schlicht für ungeeignet in der Psychoanalyse.[34]

Auch wenn viele Menschen durchaus eine Vorstellung vom Tod haben, vielfach aufgrund ihres religiösen Jenseitsglaubens, bleibt der Tod generell im menschlichen Denken ein Abstraktum. Die Vorstellungen vom Lebensende werden in der Regel von analogen Erfahrungen in der Natur gespeist, dem stets zu beobachtenden Werden und Vergehen, Erfahrungen von Leblosigkeit, in der Wesen sich in reine Materie verwandelt haben. Die konkrete Vorstellung, selbst nur noch im Verfall begriffene Materie zu sein, ist für den Lebenden in der Tat

---

34 Moser T (2012) Psychoanalyse und Tod. *www.tilmannmoser.de/site/neue_texte/psy-choanalyse_und_tod.htm*

fast eine Unmöglichkeit – auch wenn sie jeder realen Erfahrung punktgenau entspricht.

Autonomie

Der Respekt vor der Autonomie des Menschen ist in der Medizinethik ein oberstes Gebot. Als soziales Konstrukt ist die Freiheit zum autonomen Handeln eine »auf komplexen, historisch gewachsenen und kulturell geprägten Interaktionen von Gesellschaften, Institutionen und Individuen« beruhende »soziokulturelle Leistung« (Wiesemann 2012). Die grundsätzliche Anerkennung der – wie auch immer beeinflussten, begrenzten, motivierten – Willens- und Entscheidungsfreiheit des Menschen als grundlegendes Prinzip demokratischer Gesellschaftsformen und deren uneingeschränkte Gültigkeit auch für die Patientensituation erfordern eine von allen medizintheoretischen Konstrukten unabhängige Regelung ethischen Verhaltens am Krankenbett.

In den Augen vieler Skeptiker ist autonomes Handeln im Suizid jedoch gar nicht mehr möglich. Der Entschluss, das eigene Leben zu beenden, erfolge immer in einer Ausnahmesituation, die klare und gut überlegte Entscheidungen nahezu ausschließe. Bestätigt werde das durch diejenigen, die eine Suizidhandlung überleben: Die allermeisten von ihnen sind froh über die Rettung. Nur etwa jeder Dritte wiederholt einen Suizidversuch, nur jeder Zehnte stirbt später durch Suizid.

Ganz zweifellos ist es immer eine Vielzahl an Einflussfaktoren, die dem Entschluss zum Suizid vorausgehen. Ob dadurch eine autonome, das heißt selbstbestimmte und freiverantwortliche Entscheidung unmöglich gemacht wird, erscheint jedoch fraglich, soweit nicht eindeutig eine psychiatrische Erkrankung mit einer Einschränkung der Fähigkeit zu freiverantwortlichem Handeln erkennbar ist. Der Respekt vor der autonomen Entscheidung des Individuums hat als in der Medizin leitgebendes Prinzip eine viel zu hohe Bedeutung, als dass sie ohne sehr triftigen Grund einem Patienten abgesprochen werden kann. (▶ Kap. 3.5)

Gesellschaftliche Folgen

Eine vom Staat legitimierte und gesetzlich geregelte Sterbebeschleunigung setzt in den Augen vieler Menschen das falsche Signal an die Gesellschaft. Die Solidarität mit Menschen in Not oder Krise werde damit systematisch unterlaufen. Menschen, die aufgrund von Alter, Einsamkeit, Krankheit oder Behinderung die soziale Gemeinschaft belasten, könnten das Gefühl bekommen, »sich für ihr Weiterleben rechtfertigen zu müssen«, wenn sie das verfügbare Angebot der Suizidhilfe nicht annehmen (Bruns und Hohendorf 2015). Die »staatliche Billigung organisierter Suizidhilfe« könne »eine fatale Breitenwirkung nach sich ziehen«. Deren Professionalisierung und Normalisierung schüre dann eine »Erwartungshaltung zur Lebensbeendigung« in der Gesellschaft.

Sozialen Forderungen zu entsprechen, sind die meisten Menschen zweifellos bereit. Allerdings werden sie dabei doch stets ihren individuellen Bedürfnissen und den daraus resultierenden Entscheidungen folgen, nicht jedem Druck nachgeben, vor allem nicht einer Aufforderung, die ihnen unsinnig erscheint und nicht ihren eigenen Bedürfnissen entspricht. Menschliche autonome Entscheidungen beruhen in aller Regel auf vielen Motiven, sie folgen selten einseitigen Vorgaben. Sie seien stets »kontextuell mitbedingt ... Externe Anstöße und subjektive Motive werden sich nicht immer trennscharf abgrenzen lassen. Unter Umständen kann sogar das Anliegen, durch Suizid Angehörigen psychische oder finanzielle Belastungen zu ersparen, im Kern altruistisch motiviert und insofern moralisch respektabel sein.« (Kreß 2015[35])

Jede neue Option erweitert allerdings das Feld der Entscheidungsmöglichkeiten. Man kann den Menschen nur sehr begrenzt davor schützen, neue Optionen wahrzunehmen, selbst wenn diese mit einer Selbstgefährdung einhergehen. Ob bei einer staatlichen Legalisierung der ärztlichen Suizidassistenz deren *Normalisierung* als Methode der Lebensbeendigung zu erwarten ist, erscheint angesichts der Erfahrungen aus den Ländern mit entsprechender Regelung eher unwahrscheinlich.

Folgen für die Angehörigen

Das Sterben eines nahen Angehörigen, eines geliebten Menschen, ist eine fast immer äußerst belastende Erfahrung. Ist der Tod absehbar, mag die Trauer groß, bisweilen aber doch auch mit Erleichterung gepaart sein, dass das Leiden nun endlich vorüber ist. Abrupt aus dem Leben gerissen zu werden, ist dagegen weit schwerer für die Hinterbliebenen zu verkraften. Ein Suizidtod aber hinterlässt wohl in jedem Fall bleibende Wunden, da er fast immer unerwartet eintritt, zudem – anders als beim Unfalltod – in mancher Hinsicht unerklärlich bleibt, nicht nur Trauer und Verzweiflung, sondern auch Schuld- und selbst aggressive Gefühle gegen den Verstorbenen mobilisiert (▶ Kap. 2.2).

Ein ärztlich assistierter Suizid enthält Elemente des Einen wie des Anderen. Er wird geplant, ist also absehbar, verbunden mit einer Erleichterung des zuvor quälenden Leidens. Eine emotionale Vorbereitung und Begleitung durch den Arzt sind möglich. Andererseits ist er ein absichtlich selbst gegebener Tod, ein Suizid, und, so ist zu befürchten, mit den gleichen emotionalen Folgen.

Bei einer Vergleichsuntersuchung an der Universität Utrecht zwischen Krebspatienten, die eines natürlichen Todes an ihrer Krankheit starben, und jenen, die ärztliche Sterbebeschleunigung (»Euthanasie«) in Anspruch genommen hatten, zeigte sich, dass der Tod durch ärztliche Intervention von den Angehörigen etwas besser emotional verkraftet wurde als das natürliche Sterben (Swarte et al. 2003). Sowohl die emotionale Trauerbelastung als auch das Ausmaß der

---

35 Unter Verweis auf: Bleek J (2012) Ist die Beihilfe zum Suizid auf der Grundlage des Wunsches, anderen nicht zur Last zu fallen, ethisch gerechtfertigt? Ethik Med 24:193-205

posttraumatischen Reaktionen waren bei einer Testuntersuchung einige Jahre danach geringer, bei gleicher Häufigkeit der Depressionszeichen bei den Angehörigen. Als mögliche Gründe für diese bessere Verarbeitung des Todes durch die Angehörigen nannten die Untersucher eine bessere Möglichkeit, sich zu verabschieden, eine gezieltere Vorbereitung auf den Zeitpunkt des Sterbens und die Chance, offener über den unvermeidlichen Tod zu kommunizieren.

Schiefe Ebene

Von Beginn an war die Diskussion um ärztliche Sterbebeschleunigung in den Niederlanden von der Warnung vor dem *slippery slope* geprägt, der Gefahr einer Ausweitung, wenn man diese Tür auch nur einen Spalt öffnete. Kritiker wie der holländische Journalist Gerbert van Loenen (2014) sehen diese Befürchtung inzwischen bestätigt: Die Zahl der *Euthanasie*-Fälle sei im Laufe der Jahre stetig angestiegen, auch psychisch Kranke und Neugeborene mit Behinderungen seien nicht mehr ausgeschlossen. Ein verbreitetes Klima der Akzeptanz leiste einer weiteren Ausweitung Vorschub.

Für die Juristin Gricha Merkel (2015) von der Universität Basel hat sich die Angst vor einem sogenannten Dammbruch in den Staaten, die organisierte Sterbehilfe legalisiert haben, allerdings bisher nicht bewahrheitet.

Dass nach Bereitstellung einer vielen Menschen willkommenen Option deren Nutzung mit der Zeit zunehmen wird, kann nicht verwundern. Allein, es stellt sich dabei die Frage, ob ärztliche Suizidassistenz dann nicht auch von jenen beansprucht wird, denen anders besser geholfen werden könnte, bei denen die Hilfe zum Sterben durchaus keine Notwendigkeit ist. Beispiele dafür sind bereits genannt worden.

Andererseits muss davon ausgegangen werden, dass bei einem Verbot jeglicher Form von Sterbebeschleunigung oder ihrer staatlichen Nichtregulierung sich dieselbe Entwicklung in einer Grauzone abspielen wird, die sich jeder gesellschaftlichen Kontrolle entzieht. Die Anwendung des (technisch) Möglichen ist in einer freien, demokratischen Gesellschaft prinzipiell unvermeidlich, soweit dieses nicht mit einem mehrheitlich getragenen moralischen Verdikt abgelehnt wird.

Zweifelhafte Vorbilder

Eine Reihe von prominenten Personen, die sich zu der Möglichkeit einer Sterbebeschleunigung bekannt oder diese teilweise schließlich auch genutzt haben, ist in den Augen vieler ein Beleg, dass der assistierte Suizid eine gute Wahl sein kann.

Bei allem Respekt vor der individuellen Entscheidung erweckt die öffentliche Selbstdarstellung in den Medien stets den Verdacht, dass es dabei weniger um die Klärung eines strittigen Sachverhalts geht als um ganz andere Motive, die im Dunkeln bleiben. Allein die bei solchen Selbstdarstellungen ausgeblendete

Ambivalenz in der getroffenen Entscheidung erweckt Argwohn, ob diese Lebensbeendigung überhaupt oder in dieser Form sein musste.

Das Beispiel von Walter Jens, der sich über lange Zeit vehement für die Selbstbestimmung am Lebensende eingesetzt hatte, ließ bei vielen Menschen Zweifel aufkommen, als der prominente Altphilologe und Buchautor als an einer schweren Demenz Erkrankter ein allem Anschein nach zwar äußerst eingeschränktes, aber zufriedenes Leben führte und schließlich eines natürlichen Todes starb. War es für ihn wirklich ein Unglück, dass er im raschen Fortschreiten der Erkrankung den Zeitpunkt verpasst hatte, selbstbestimmt zu sterben?

Der Schriftsteller Wolfgang Herrndorf, der sich im fortgeschrittenen Krankheitsstadium erschoss, kurz bevor ihm das nicht mehr möglich gewesen wäre, hatte sich zuvor über seine Absichten lediglich in einem persönlichen Blog, einem Internet-Tagebuch, geäußert, das erst nach seinem Tod einer breiteren Öffentlichkeit bekannt gemacht wurde (▶ Kap. 2.5).

Die Arztrolle

Die Aufgabe jedes Arztes ist die Heilung von Krankheit und die Linderung von durch Krankheit verursachten Leiden. Der Arzt sei zudem Helfer *im* Sterben, wie von Ärzteorganisationen oftmals betont wird, nicht Helfer *zum* Sterben. Die Zulassung gesellschaftlich gebilligter Sterbebeschleunigung in jeglicher Form relativiere deshalb die Arzt-Rolle.

Als Gegenargument wird eingebracht, dass der Arzt aufgrund seiner Ausbildung und Erfahrung der beste Experte sei, um Sterbenskranken bei ihrem Wunsch nach einem raschen Ende beizustehen. Wie in jeder ärztlichen Behandlung entscheidet auch hier nicht der Arzt über die letztlich getroffene Maßnahme, sondern der Patient.

Der Patient kann jedoch nicht jede Maßnahme vom Arzt fordern. Ärztliches Handeln bedarf einer Begründung, einer Indikation, die in Abwägung mit möglichen Kontraindikationen und denkbaren unerwünschten Folgewirkungen zu prüfen ist. Folgewirkungen können beim assistierten Suizid und ebenso bei einer Tötung auf Verlangen auch Traumatisierungen im Umfeld des Patienten sein, vor allem seiner Angehörigen. Eine reine wunscherfüllende Medizin wäre moralisch nicht vertretbar.

Darüber hinaus muss der Arzt bei der Durchführung auch legaler medizinischer Maßnahmen, insbesondere, wenn sie gesellschaftlich umstritten sind – wie beispielsweise beim Schwangerschaftsabbruch –, seinem persönlichen Gewissen folgen, seinen spirituellen und weltanschaulichen Überzeugungen. Er kann nicht zu Handlungen gezwungen werden, die diesen widersprechen.

Ist aber eine staatlich erlaubte Sterbebeschleunigung in ihrer Durchführung abhängig von der individuellen Haltung des jeweiligen Arztes, bleibt nach Meinung des Sozialwissenschaftlers Manfred Spieker (2015) von der Selbstbestimmung des Patienten »nicht mehr viel übrig«. Es bilden sich zwangsläufig Geschäftsmodelle, die an Stelle eines zu der Maßnahme nicht bereiten Arztes die

Durchführung übernehmen. So entstehen Abtreibungskliniken, oder wie in den Niederlanden Sterbekliniken, die zu einer Entpersönlichung der Beziehung zwischen Patient und Arzt führen und den Sterbeprozess zum Gegenstand profitorientierter Unternehmen machen können.

Derartige Folgerungen bedenkend, stehen – recht betrachtet – nur zwei moralisch vertretbare Varianten zur Wahl: Entweder wird die ärztliche Sterbebeschleunigung in welcher Form auch immer gesetzlich eindeutig geregelt und die Einhaltung des vorgegebenen Rahmens staatlich exakt kontrolliert; oder sie wird strafrechtlich absolut verboten und jedes Vergehen entsprechend sanktioniert. In beiden Fällen ist in einem demokratischen Gemeinwesen das Einverständnis der Bevölkerungsmehrheit bzw. ihrer gewählten Vertreter unabdingbar.

Depression

Von psychiatrischer Seite wird unablässig darauf hingewiesen, dass die allermeisten, wenn nicht alle, den Suizid erwägenden Menschen psychisch krank seien und ärztlich behandelt werden müssten. In den meisten Fällen handele es sich um eine Depression. Das Krankheitsbild werde insbesondere von Hausärzten noch zu oft verkannt, ein Umstand, der für einen Großteil der vollzogenen Suizide verantwortlich sei.

Auf die Ausdehnung und teilweise Verwässerung der psychiatrischen Krankheitsbegriffe in den Nomenklaturen ist allerdings hinzuweisen, sodass zwischen Befindungsstörung und behandelbarer Krankheit nicht immer klar zu trennen ist (▸ Kap. 1.2). Die mit dem Abschiednehmen vom Leben verbundene Trauer bei zum Suizid Entschlossenen ist nicht in jedem Fall identisch mit einer psychiatrischen Erkrankung. Es ist naheliegend, dass bei jedem Menschen vor dem Suizid Zeichen tiefer Bedrückung, der Lebensunlust, der Schlaflosigkeit, des Appetitmangels vorhanden sind, auch wenn er diese gegenüber seinem Umfeld zu verbergen sucht. Nur manchmal spürt der Betreffende ein Gefühl der Erleichterung, wenn nach einer Phase der Ambivalenz der Entschluss endgültig gefasst erscheint.

In vielen Fällen ist die Suizidneigung jedoch real der Fingerzeig auf das Vorliegen einer ernsthaften psychiatrischen Störung. Neben bisweilen wahnhaft ausgestalteten Depressionen sind vor allem die biphasischen affektiven Störungen zu nennen, die sogenannten manisch-depressiven Erkrankungen, Borderline-Persönlichkeitsstörungen und Suchterkrankungen, insbesondere nach mehrfachen vergeblichen Entziehungsversuchen.

Nicht jede psychische Erkrankung hebt die Fähigkeit zu autonomen Entscheidungen ganz oder teilweise auf; eine individuelle Beurteilung ist in jedem Einzelfall erforderlich. Und leider erweisen sich manche psychiatrische Krankheiten als ausgesprochen therapieresistent, sodass die Patienten dauerhafter Betreuung bedürfen – eine Daseinsform, die den Suizid als ständige Alternative gegenwärtig hält.

Alternativen?

Die in Deutschland geführte Debatte um den ärztlich assistierten Suizid wurde in zunehmendem Maße von dem Gedanken dominiert, dass die Suizidbeihilfe sich ohnehin erübrigen werde, wenn die bestehenden Möglichkeiten der Palliativversorgung wirklich flächendeckend ausgeschöpft würden. Jedes Leiden am Lebensende lasse sich damit auf ein erträgliches Maß reduzieren. Seitens der Politik wurde noch vor Abschluss dieser Debatte umgehend ein neues Gesetz zur Verbesserung der Hospiz- und Palliativversorgung auf den Weg gebracht.

So wertvoll und für viele Patienten unverzichtbar die heute verfügbaren Möglichkeiten zur Leidminderung zweifellos sind, bleibt es doch fraglich, ob in jedem Fall eine ausreichende Beherrschung der mit dem Sterbeprozess bisweilen verbundenen Symptome gelingen kann, die Kontrolle stärkster Schmerzen ebenso wie die von Atemnot, Übelkeit, Schlaflosigkeit und Verwirrtheit. Die daraus erwachsende Angst und das Gefühl von Sinnlosigkeit werden sich nicht in jedem Fall beseitigen lassen. Immerhin ist in Holland, Belgien und auch Oregon, den Ländern mit gesetzlich zulässiger Sterbebeschleunigung, die Palliativversorgung weit besser ausgebaut als bislang in Deutschland. Suizidassistenz und Palliativversorgung scheinen demnach nicht unbedingt einander ausschließende Alternativen zu sein, sondern sie könnten sich als Optionen sinnvoll ergänzen.

Ob die gezielte Lebensbeendigung durch assistierten Suizid oder gar eine vom Patienten erbetene Tötung im Fall trotz aller Maßnahmen unbeherrschbarer Symptome wirklich die letzte Möglichkeit ist, erscheint allerdings fraglich angesichts des zunehmenden Einsatzes von palliativer Sedierung am Lebensende (▶ Kap. 4.2). Wenn sonst nichts mehr hilft, um schwerstes Leiden zu mindern, kann die vorübergehende, im Extremfall auch dauerhafte Narkotisierung die vom Kranken ersehnte Erleichterung bringen.

Das noch relativ junge Verfahren ist allerdings, wie eine vom Medizinethiker und Theologen Kurt Schmidt im Januar 2016 in Frankfurt geleitete Veranstaltung mit Teilnehmern aus ganz Deutschland und der Schweiz zeigte, noch mit ähnlichen Unsicherheiten behaftet wie die ärztliche Suizidassistenz – hinsichtlich der Objektivierbarkeit der Voraussetzungen, der ethischen Zulässigkeit, der Sicherheit über das Einverständnis des Patienten mit dem ärztlichen Handeln.

Palliative Sedierung findet in den entsprechenden Einrichtungen in höchst unterschiedlichem Ausmaß und bei unterschiedlichen Indikationen Anwendung. Bei einem relativ frühen, nicht nur als *ultima ratio* im Sterbeprozess verstandenen Einsatz, verbunden mit der Einstellung von Ernährung und Flüssigkeitsgabe, unterscheidet sich die anhaltende, somit *terminale* Sedierung praktisch nicht mehr von anderen Formen der Sterbebeschleunigung. Sie wird deshalb bereits als *slow euthanasia* oder als *physician assisted death* tituliert, wobei die Tatherrschaft im Gegensatz zur ärztlichen Suizidbeihilfe hier allein beim Arzt liegt (Bozzaro 2015). Nach Erhebungen in den Niederlanden und Belgien erfolgen dort zunehmend terminale Sedierungen nahe dem Lebensende, teilweise auch zur gezielten Beschleunigung des Sterbens. (Alt-Epping et al. 2015)

Die Illusion, jedes Leiden vollständig beseitigen zu können, erscheint verfehlt. Auch der mit ärztlicher Hilfe beschleunigte Tod beseitigt nicht alles Leid, nicht den vorausgehenden Schmerz, nicht die oft quälende Ambivalenz vor der Entscheidung, nicht die Trauer des Abschiednehmens, nicht den Schmerz der Angehörigen. Jede Situation erfordert eine neue, individuell zu treffende Entscheidung, ein Abwägen der gewollten und der möglichen Maßnahmen, die sich in den meisten Fällen kaum vorausplanen lassen. Und die das unvermeidliche Risiko enthalten, sich – *ex post* betrachtet – falsch entschieden zu haben.

Ein Rechtsanspruch?

Ist in den Debatten um Suizidassistenz ein gewisser Erschöpfungsgrad erreicht, hört man nicht selten die leicht resignierend klingende Aussage: »Dem selbstbestimmten, von freier Verantwortung getragenen Beschluss eines Menschen, sein Leben zu beenden, ist in der freien Gesellschaft eines säkularen Staats grundsätzlich nichts entgegenzusetzen. Nur sollte er es dann selbst machen und den Suizid allein vollziehen.« (So beispielsweise Volker Gerhardt 2006.)

Regelmäßig erfolgt darauf die Antwort, es handele sich bei dieser Klientel vorrangig um Menschen, die aufgrund ihrer weit fortgeschrittenen, unheilbaren Erkrankung oder auch ihres Alters gar nicht mehr in der Lage seien, sich selbst zu töten. Die dem Normalbürger zur Verfügung stehenden Suizidmethoden sind zudem allesamt unsicher, im Fall des Überlebens mit zusätzlichen schwersten Gesundheitsschädigungen behaftet (wie bei einem Sprung aus dem Fenster) oder für andere Menschen extrem traumatisierend (wie ein Sprung vor die U-Bahn oder das Erhängen auf dem Dachboden). Manchmal kommen dabei auch Unbeteiligte zu Schaden. Schwerkranke stehen zudem meist in ständiger Versorgung und Überwachung, jeder Anwesende wäre gezwungen, Ansätze zum Suizid sofort zu unterbinden.

Nach Ansicht der Professorin für Ethik und Recht an der Universität Basel Grischa Merkel gehört zur verfassungsrechtlich geschützten Privatsphäre und persönlichen Freiheit nicht nur das Recht zu sterben, sondern auch dabei Hilfe in Anspruch zu nehmen. »Bis der Staat selbst Beratungsstellen für Betroffene einrichtet und kontrollierte Hilfe für Suizide am Lebensende anbietet, kann auf [Sterbehilfe-] Organisationen nicht verzichtet werden.« (Merkel et al. 2015)

Der Internist und Palliativmediziner Stephan Sahm (2015) ist dagegen der Überzeugung, jede Form organisierter Suizidhilfe sei verwerflich. Und der Medizinrechtler Rainer Beckmann schreibt: »Es gibt keinen Rechtsanspruch auf die Herbeiführung des eigenen Todes und noch weniger auf die Mitwirkung anderer Personen.« (Beckmann 2015)

4.8 Befangenheiten

Die anhaltende Diskussion um den ärztlich assistierten Suizid ist durchsetzt von Befangenheiten, verständlichen und weniger verständlichen. Zu den verständlichen Befangenheiten gehört in Deutschland die bereits angesprochene Last der Nazi-Verbrechen. Sie repräsentieren ein unheilvolles Erbe, das – falls überhaupt je – vielleicht erst im Verlauf weiterer Jahrhunderte weniger belastend sein wird.

Befangenheit erzeugt auch die offensive Titulierung der die Suizidassistenz befürwortenden Organisationen in angelsächsischen Ländern mit dem Label *right to die*. Die Bezeichnung unterstellt von vornherein jedem Nichtbefürworter, den Menschen ein als natürlich betrachtetes Recht absprechen zu wollen.

Eine ähnliche Befangenheit erzeugt der in aller Öffentlichkeit dargestellte und gerechtfertigte Suizidtod einiger prominenter Personen. Brittany Maynard, die junge Frau, die mit einem unheilbaren Tumorwachstum im Kopf ihr Lebensende unbedingt selbst in die Hand nehmen wollte, deshalb extra von Kalifornien nach Oregon umsiedelte, um dort die Möglichkeit zum assistierten Suizid mit ärztlicher Hilfe zu nutzen, beabsichtigte mit ihrer öffentlichen Selbstdarstellung in zahllosen Medien sicherlich nicht nur sentimentale Mitgefühle, sondern auch eine politische Wirkung. Diese findet bis heute mit herzerweichenden Fotos in der Propaganda von Sterbehilfevereinen reichlich Verwendung. Ihr *öffentlicher* Suizid, wenn auch in aller Stille vollzogen, hatte gewiss keinen geringen Einfluss auf die kalifornischen Parlamentarier, die inzwischen die Zulässigkeit der Suizidassistenz in ihrem Staat beschlossen haben.

Die Nachricht, der einstige Playboy Gunther Sachs habe sich wegen seines Verdachts eines sich entwickelnden Alzheimer-Syndroms erschossen, erzeugte heftige Beklemmungen. Ein angeblicher Abschiedsbrief kursierte nur wenige Stunden nach dem Tod durch die Medien in aller Welt und löste eine besorgte Diskussion über ein solches Schicksal aus. Aber hat nicht jeder Suizid vielfältige Gründe, von denen wohl die meisten nicht geeignet sind, in der Öffentlichkeit ausgebreitet zu werden? War Gunther Sachs davon eine absolute Ausnahme? Oder handelte es sich nicht doch vielleicht um eine letzte Finte der Selbstdarstellung, wie sie den Narzissmus so vieler prominenter Personen charakterisieren?

Ein weiteres Beispiel ist der Kolumnist und Autor Fritz J. Raddatz, über viele Jahre prominenter Mitarbeiter der Wochenzeitung DIE ZEIT, der unter großer medialer Anteilnahme bei trotz fortgeschrittenem Alter noch recht guter Gesundheit den begleiteten Suizid in der Schweiz suchte und für diesen Schritt öffentlich bewundert und gepriesen wurde.

Befangenheit verursachten auch die Publikationen des Journalisten Nikola Bardola über den gemeinsamen Suizid seiner – keineswegs mit einer tödlichen Krankheit behafteten – Eltern mit Hilfe einer Sterbehilfeorganisation in der Schweiz. Bardola (2007) warb vehement für die Einführung einer entsprechenden Möglichkeit auch in Deutschland, während aus seinen Texten zugleich unablässig die nicht bewältigte Trauer über den persönlichen Verlust zu spüren war.

4.8 Befangenheiten

Aufgrund ihres professionellen Auftrags sind Ärzte generell beim Thema Suizidassistenz befangen. Sie sorgen sich um Wohl und Überleben ihrer Patienten und sollen nun selbst am Sterben derselben beteiligt werden? Viele Ärzte engagieren sich zudem in der Suizidprävention, führen Krisengespräche mit verzweifelten Patienten, überweisen diese in eine geeignete Psychotherapie. Vielen von ihnen ist es schwer vorstellbar, neben ihrer Rolle als Lebensbewahrer nun auch die Rolle des Sterbebeschleunigers gegebenenfalls zu übernehmen.

Eher unverständlich ist die in vielen Debatten und Kommentaren spürbare Befangenheit, die in anderen Staaten gewonnenen Erfahrungen sachlich richtig und vollständig zu werten. Die publizierten Erfahrungsberichte aus den Niederlanden, aus Belgien, aus den US-Staaten und aus der Schweiz werden entweder ganz ignoriert oder tendenziös umgedeutet, erkennbare Nebeneffekte unterdrückt, sodass völlig unterschiedliche Ergebnisse als gesicherte Erkenntnisse ausgegeben werden. Eine bewusste, ideologisch motivierte Verschleierung wird oftmals im Hintergrund deutlich. So wird in manchen Verlautbarungen der assistierte Suizid als Lösungsweg geradezu idealisiert, ohne die damit verbundenen Probleme zu erwähnen. Umgekehrt finden sich polemische Behauptungen, die von staatlicher Stelle gesammelten und veröffentlichten Daten seien sämtlich verfälscht oder lückenhaft; sie ließen eine neutrale Wertung gar nicht zu.

Neben dem Meinungsstreit über die Grundsatzfrage, ob es gesellschaftlich überhaupt tragbar sein könnte, unter definierten Bedingungen eine Sterbebeschleunigung am Lebensende zuzulassen, scheinen auch unklare Definitionen, bisweilen verzögerte oder unvollständige Datenvermittlungen und auch erkennbar tendenziös angelegte und verfasste Studien zur allgemeinen Verwirrung beizutragen. So werden einige primär ungewollte Effekte – wie der relativ hohe Anteil an ärztlicher Lebensbeendigung ohne ausdrückliches Patientenverlangen in Belgien – entweder bagatellisiert oder massiv überbewertet und so generalisiert, dass das ganze Verfahren als fragwürdig erscheint. Für den außenstehenden Beobachter wird dadurch die Wahrnehmung der Realität erheblich erschwert. (Dass es sich bei den belgischen Patienten zum großen Teil um dauerhaft Komatöse handelte oder um solche, die zuvor eine entsprechende Verfügung abgegeben hatten, blieb in der Regel unerwähnt, auch wenn festzuhalten ist, dass dieses Verfahren nicht der belgischen Gesetzgebung entspricht und deshalb absolut kritikwürdig ist.)

Befangen sind schließlich auch alle Politiker, die über eine entsprechende Gesetzgebung entscheiden sollen. Sie haben aufgrund ihrer Herkunft, ihres bürgerlichen Berufs, ihrer religiösen Bindung eine Haltung in solch einer moralische Belange tangierenden Frage. Aber können sie dieser Einstellung ohne weiteres folgen? Oder sind sie nicht ihren Wählern verpflichtet, die nach Meinungsumfragen eine ganz andere Haltung erkennen lassen? Oder gar ihrer Partei, die eine einvernehmliche Entscheidung im Sinne ihrer Parteitagsbeschlüsse zu erzielen hofft, selbst wenn im Deutschen Bundestag bei den entsprechenden Debatten der Fraktionszwang aufgehoben war? Welcher der vielen einander widerstreitenden Stimmen sollen sie vertrauen, welchem der in der Sache mehr denn je uneinigen Experten? Den Philosophen – und wenn, dann welchem? Den Psychiatern, die ständig mit der Suizidalität ihrer Patienten befasst sind? Den Palliativmedizinern, denen Menschen am Lebensende am häufigsten begegnen? Den in der Suizidprävention Erfahrenen, die endlich mehr finanzielle Mittel in diesem bisher von staatlicher Seite stark vernachlässigten Gebiet sich erhoffen? Oder sollen sie am Ende doch am besten einem *Bauchgefühl* vertrauen, das sich schon in manch einer politisch brisanten Frage bewährt hat?

Eine Befreiung aus der Befangenheit?

Ganz am Ende seines äußerst informativen Buchs über die »Geschichte des Selbstmords« schreibt der französische Historiker Georges Minois: »Mit dem Extremfall der Euthanasie gerät das Problem [die Freiheit des einzelnen über sein Leben] heute erneut ins Blickfeld, trotz der Repressionen seitens der moralischen und politischen Autoritäten, wobei die ersteren hartnäckig behaupten, dass auch extreme und unheilbare Leiden einen positiven Wert haben, und die letzteren Missbräuche fürchten. Aus diesem Grund werden Tausende unter unerträglichen Schmerzen dahinvegetierende Menschen zum Leben verurteilt. Sollte man in dem schwierigen Wertewandel, dem wir gegenwärtig beiwohnen, bei den Debatten, die sich auf die Bioethik polarisieren, nicht auch eine Thanatoethik in Erwägung ziehen?« (Minois 1996).

Der Gedanke, eine allgemeine Diskussion über die Endstrecke menschlichen Lebens und die Ethik der dabei denkbaren Handlungsoptionen zu eröffnen, hat in der Tat etwas Verlockendes. Bislang hat sich die moderne Gesellschaft weitgehend davor gedrückt (▶ Kap. 1.3). Das mag im Zusammenhang stehen mit der fundamentalen Ausklammerung des Todes aus dem Alltag der Menschen (Bozzaro 2014), mit der Scheu vor allen Überlegungen, die so etwas wie *Sterbehilfe* betreffen, auch mit den vielfachen Problemen, vor die sich die Menschen bereits im Leben gestellt sehen, sodass für dessen Ende kein großer gedanklicher Aufwand gerechtfertigt erscheint: nach dem Motto, *es wird sich schon irgendwie hinter sich bringen lassen*. Angesichts der enormen Zunahme von Menschen mit sehr hohem Alter in den westlichen Industriestaaten wird eine Bevölkerungsgruppe entstehen, deren Lebensprämissen nicht der Einfachheit halber aus den Lebensbedingungen jüngerer Generationen abgeleitet und übernommen werden können. Die von Minois geforderte *Thanatoethik* wäre nur ein Teil einer solchen zu fordernden Lebensorientierung für alte Menschen – keinesfalls aber ein unbedeutender oder verzichtbarer.

5 Ist der Suizid ein gangbarer Weg zur Lebensbeendigung?

*O, wie dringt das junge Leben
Kräftig mir durch Sinn und Herz!
Alles fühl ich glüh'n und streben,
fühle doppelt Lust und Schmerz.*

...

*Hier ist Hölle nicht, noch Himmel,
weder Frost ist hier noch Glut;
auf, ins feindliche Getümmel,
rüstig weiter durch die Flut!*

(E.K.F. Schulze (1789-1817))

5.1 Sichtweisen

»Weshalb bringen wir uns nicht um?« fragen sich die Psychiater Späte und Otto (2015). Fast dieselbe Frage stellt Lukas Bärfuss (2014) in seinem Roman über den Suizid seines Halbbruders: »Denn die Frage lautete nicht, warum hat er sich umgebracht? Die Frage lautete: Warum seid ihr noch am Leben?«

Das mit zwei seiner sechs Strophen als Motto diesem abschließenden Kapitel vorangestellte Gedicht »*Am 31sten März 1815*« des romantischen Dichters Ernst Konrad Friedrich Schulze aus Celle, der ein halbes Jahrzehnt lang seine schon zuvor ihm unerreichbare, früh verstorbene Geliebte Cäcilie betrauerte, bis er mit 28 Jahren an derselben Krankheit wie sie, der Tuberkulose, verstarb, wurde – wie acht weiterer Poeme desselben Verfassers – von Franz Schubert unter dem Titel »*Lebensmut*« vertont.

Lebensmut könnte die Antwort auf die eingangs gestellte Frage sein. Eine Lust am Leben, die weder *Frost* noch *Glut* achtet, die sich *ins feindliche Getümmel* stürzt, wobei nicht unbedingt die gegen Napoleon geführten Schlachten gemeint sein müssen wie einst bei Ernst Schulze. Es sind eher die täglich geführten kleinen Lebens- und Überlebenskämpfe, ohne die das menschliche Dasein nicht vorstellbar ist. Die darin verborgene, oft auch öffentlich zelebrierte Lebenslust ist der Treibstoff, der die meisten Menschen am Leben hält und gar nicht daran denken lässt, dieses vorzeitig zu beenden. Auch Karl Jaspers (1956) beantwortet die selbst gestellte Frage »Warum bleiben wir am Leben?« mit »Zunächst aus fragloser Lebenslust«. »Verführung zum Leben« – das sei der eigentliche Kern jeder Suizidprävention (Späte und Otto 2015).

Ist der Suizid denn überhaupt ein denkbarer, ein real begehbarer Weg, um das eigene Leben zu beenden? Falls die *Verführung zum Leben* einmal misslingen sollte? Falls die Lust am Leben dem Überdruss gewichen ist? Falls alles aus subjektiver Sicht Wünschenswerte ins Unerreichbare entschwunden ist? Wenn man – nach der Definition des Philosophen Peter Schaber – nicht mehr in der Lage ist, zwischen Optionen zu wählen, die für einen selbst akzeptabel sind? Wenn somit die Wahrung der *normativen Autorität* und damit der menschlichen Würde nicht mehr gewährleistet ist (▶ Kap. 4.7)?

Lebensgewissheit

Für Menschen mit starker religiöser Bindung ist der Suizid meist keine wirklich denkbare Option. Er wäre eine unverzeihliche Sünde gegen den Gott, an dessen Allmacht geglaubt wird. Sein Vollzug bedeutete nicht nur einen Abschied vom Leben, sondern auch von allen Grundwerten, die bis jetzt das Leben ausgemacht, ihm Wert und Würde verliehen haben. Auch andere, nicht einer bestimmten Religion entsprossene Weltanschauungen, wie beispielsweise die Einsicht in eine philosophische Wahrheit, in die Bedingungslosigkeit menschlichen Lebens, können eine derart stützende, das eigene Leben konstituierende Funktion haben, sodass der Gedanke an einen selbst intendierten Tod ausgeschlossen ist.

Auf der anderen Seite gibt es Menschen, die ihr ganzes Leben lang den Suizid als die naheliegende Option betrachten, den im Leben stets gespürten und erlittenen Belastungen ein Ende zu setzen (▶ Kap. 2.5). Auch wenn sie – nicht in allen, aber doch in den allermeisten Fällen – diesen Gedanken niemals in die Tat umsetzen, nicht einmal entsprechende Vorbereitungen treffen, bleibt er doch als jenes Hintertürchen unverzichtbar, um den Lebensstürmen standzuhalten. In den Augen dieser Menschen ist der Suizid nicht nur ein gangbarer Weg zur Lebensbeendigung, sondern der einfachste und beste, der sich jederzeit anbietende. Er übernimmt jene basal stützende Funktion, die andere ihrer Weltanschauung verdanken.

Für eine dritte Gruppe von Menschen, wahrscheinlich die größte, beruht das haltgebende Lebensgerüst weder auf einer geprägten Weltanschauung, noch auf dem gedanklich stets präsenten Notausgang. Diese Personen beziehen die Fundamente ihrer Lebensgewissheit aus erlebten Realitäten: aus den sich stets anbietenden sozialen Bezügen, vom Kindergarten bis zur Seniorengruppe, aus den an sie gestellten Forderungen in Ausbildung und Beruf, aus der erfahrenen Geborgenheit seit frühester Kindheit, aus dem eigentümlichen Lebensphänomen der Liebe – eine unentwirrbare Mixtur aus hormonell gesteuerten Trieben, sozialer Begegnung, Erziehung, Herkunft, rationaler Lebensplanung, Gewöhnung, Zufall, spielerischer Lust.

Von allen drei genannten Gruppen sind Menschen aus der letztgenannten am ehesten gefährdet, eines Tages durch Suizid zu sterben. Es sind diejenigen, die über die längste Zeit ihres Lebens kaum daran gedacht haben, ihr genossenes Leben selbst zu beenden. Sie sind sich der Schwachstellen in ihrer geistigseelischen, vielleicht auch körperlichen Konstitution am wenigsten bewusst. Sie ahnen in vielen Fällen nicht einmal, wie sehr ihre Selbstsicherheit vom Verhalten anderer Menschen abhängt, auf deren Zuwendung und gegenseitige Achtung ihr Wohlbefinden in anscheinend uneingeschränktem Maße beruht. Eine Störung in der sozialen Beziehung, ein Nicht-mithalten-können in den an sie gestellten Anforderungen, ein durch äußere Ereignisse verursachter Bruch im gewohnten täglichen Ablauf entschleiert ihnen die Verblendung, der sie bislang unterlagen. Der Verlass, auf dem ihre bisherige Selbstgewissheit beruhte, erweist sich als zu einseitig, der Fanatismus, mit dem sie Erstrebenswertes verfolgten, als verfehlt. Die eigene Kränkbarkeit, zuvor niemals ernsthaft auf die Probe gestellt, öffnet plötzlich ein Loch, in dem Gewissheiten und alle guten Vorsätze augenblicklich zu verschwinden drohen.

Diese Menschen geraten in eine Krise, in der der Gedanke, mit allem rasch ein Ende zu machen, sich geradezu aufdrängt: die Krise des Gescheiterten.

Angst

Der Mensch habe die Angst in die Welt gebracht, schreibt der schweizerische Schriftsteller Lukas Bärfuss in seinem Roman »Koala« (2014); die einzige dagegen wirksame Medizin sei der immerwährende Fleiß. »Wir waren Knechte, Sklaven, jeder von uns, und unser Geist war so verdorben, dass wir nicht einmal merkten, wie krank und elend uns die Arbeit machte.« Das sei der Grund, weshalb die Menschen es scheuten, über den Suizid zu sprechen. Er sei so überzeugend wie ein schlüssiges Argument. Es sei eine Lüge zu behaupten, die *Selbstmörder* nicht zu verstehen. »Jeder verstand sie nur zu gut.«

Leben wird aus dieser zutiefst pessimistischen Perspektive zu einer andauernden Abwehr von Angst, von Todesangst. Die Arbeit, der Fleiß werden zu Überlebensmitteln degradiert, sind nicht länger Selbstzweck. Somit scheint es verständlich, sogar unmittelbar naheliegend, dieses quälende, überhaupt völlig sinnlose Dasein so rasch wie möglich zu beenden.

Albert Camus (2000), der französische Philosoph des Absurden, sah demgegenüber gerade in der Einsicht in die Sinnlosigkeit des Daseins Lebensberechtigung und sogar ungebrochene Lebenslust. Wer die Absurdität des Daseins in einer von allen Göttern entleerten Welt akzeptiert, wer sich wie Sisyphos mit dem Schicksal abgefunden habe, völlig sinnlos Tag für Tag einen Felsbrocken immer aufs Neue einen Berg hinauf zu wälzen – analog dem modernen Menschen in seiner Alltagstätigkeit –, der sei frei, sich unbefangen an den schönen Dingen im Leben zu erfreuen. Er sei »Herr seiner Tage«.

Statistische Pragmatik

Jedes Jahr sind es nach WHO-Statistik mehr als 800.000 Menschen in aller Welt, für die der Suizid zu einem gangbaren Weg wird, ihr Leben vorzeitig zu beenden. Wahrscheinlich sind es noch sehr viele mehr, denn Suizidstatistiken sind kein Hort der Verlässlichkeit, wie schon der große Suizidforscher Erwin Stengel (1971) monierte. Für wen ist dieser Weg ein gangbarer?

Fast in allen Ländern der Welt begehen Männer häufiger als Frauen Suizid. Man hat das mit dem höheren Aggressionspotential der männlichen Spezies in Verbindung gebracht, auch mit der größeren Bereitschaft der Frauen, sich anderen Menschen gegenüber mit den eigenen Sorgen und Problemen zu öffnen und mitzuteilen. Aber es gibt Ausnahmen von der Regel, in jenen Ländern vor allem, in denen Frauen in ihren Rechten fundamental beschnitten und männlicher Gewalt hilflos ausgeliefert sind.

Alte Menschen sind unter allen Altersgruppen diejenigen, die am häufigsten zum Suizid tendieren, vor allem, wenn aufgrund von Krankheit und Vereinsamung ihnen der Lebenssinn nicht mehr erkennbar geworden ist. Dennoch ereignen sich zahlenmäßig die meisten Suizide bei Menschen im mittleren Alter – vor allem bei jenen, die in eine seelische Krise geraten, psychisch oder auch körperlich schwer erkranken. Jugendliche sterben vergleichsweise selten durch eigene Hand, auch wenn der Suizid als Todesursache bei Teenagern und Adoleszenten häufig eine Spitzenstellung einnimmt.

Die Verfügbarkeit einer einfach erreichbaren Methode sich umzubringen spielt eine kaum zu überschätzende Rolle, um den Weg zum Suizid gangbar zu machen. Die obligate Verfügbarkeit von Pestiziden in Ländern der sogenannten Dritten Welt, von Schusswaffen in vielen Staaten der USA, von in den Apotheken bereitgehaltenen Großpackungen mit hoch wirksamen Schlafmitteln trägt dazu bei, dass die jeder Suizidhandlung vorausgehende Ambivalenz kippt und in eine finale Entscheidung mündet, die ohne die Erreichbarkeit einer schmerzfreien und zuverlässigen Möglichkeit zur Lebensbeendigung so in vielen Fällen nicht, zumindest noch nicht getroffen worden wäre.

Es gibt allerdings erhebliche Unterschiede zwischen denen, die eine Suizidhandlung durchführen und dabei überleben, und jenen, die daran sterben (Stengel 1956). Sie unterscheiden sich bereits in der verwendeten Methodik, da manche Verfahren sehr viel häufiger tödlich sind als andere, die in der Mehrzahl überlebt werden. Während bei den vollzogenen Suiziden die Männer und die Älteren weit überwiegen, sind es beim Suizidversuch die Frauen und die Jüngeren.

Kommunikation

Der Psychiater Erwin Stengel war es auch, der forderte, einen Suizidversuch nicht nur als einen missglückten Suizid zu betrachten. »Er ist auch ein Ereignis, das durch seine eigenartige Erlebnisqualität und seinen Effekt auf andere Menschen die Lebenssituation der Person, die die Handlung beging, verändert.« Der Suizidversuch sei ein Appell an die anderen, ein Hilferuf. »Die Wirkung auf die menschliche Umwelt gehört zur Selbstmordhandlung, die ja nicht in einem sozialen Vakuum begangen wird.« Soziale Isolierung sei einer der wichtigsten Faktoren in der Verursachung von Suizidhandlungen. Keineswegs sei der Suizid immer mit einer »ausgesprochenen Geistesstörung« verbunden (Stengel 1971).

Stengel beschrieb in seinen wissenschaftlichen Studien detailliert die Veränderungen, die durch eine Suizidhandlung sich im sozialen Feld ereignen. Dass ein *soziales Element* in den meisten Suizidversuchen enthalten sei, zeige sich beispielsweise auch an der Beobachtung, dass es in den Konzentrationslagern der deutschen Nationalsozialisten zwar immer wieder entschieden durchgeführte, unweigerlich tödliche Suizidhandlungen gab, jedoch – in Ermangelung jeglicher menschlichen Gruppe, an die ein Appell sich hätte richten können – praktisch keine Suizidversuche (Stengel 1956).

»Die absolute Einsamkeit ist ohne Hilfe«, schrieb Karl Jaspers 1932 im zweiten Band seiner *Philosophie* (Jaspers 1956). »Die unbedingte Negation als Ursprung des Selbstmords bedeutet Isolierung; darum ist Rettung, wenn Kommunikation gelingt.«

Der Psychiater Helmut F. Späte (1973) ging noch einen Schritt weiter und beschrieb die Suizidhandlung als ein in kritischen Lebenssituationen gezielt eingesetztes Mittel der Kommunikation. Der Suizidversuch werde als Mittel zur Erreichung eines sozialen Ziels vor allem dann gewählt, wenn aus subjektiver Sicht andere Mittel nicht mehr zur Verfügung stünden. Kommunikationsverarmung sei ein zentrales Problem bei der Entstehung suizidalen Verhaltens. »Der Weg zu vielen Suizidversuchen und zu manchen Suiziden ist markiert von den Merkmalen eines eigenartigen Schwundes an üblichen Kommunikationsweisen« (Späte 1973).

In zwischenmenschlichen Konfliktsituationen ist regelhaft eine Vergröberung der sprachlichen Signale zu beobachten, ein Aneinander-vorbei-reden, ein Nicht-verstehen-wollen, begleitet von Affektausbrüchen, manchmal sogar von körperlichen Aggressionen. Die sprachliche Kommunikation steigert sich ins Schreien und Brüllen, wird dann zunehmend ersetzt durch eine nonverbale Kommunikation wie Fußaufstampfen, Gebärden, Mimik, Erregungsstürme (Späte 1986), schließlich durch ein – mitunter über Tage anhaltendes – »destruktives Schweigen«. Als letzte Möglichkeit, irgendeine Verständigung zu erreichen, folgt die Drohung, sich das Leben zu nehmen, und – wenn darauf keine Antwort erfolgt – der Suizidversuch.

> *»Hier wird die suizidale Handlung zur Sprache«, die vom Konfliktpartner aufgegriffen, verstanden und weitergeführt werden kann, beantwortet möglicherweise mit den gleichen oder ähnlichen symbolischen Gesten. Aus dieser ins Anarchische abgleitenden Kommunikation erklärten sich auch die immer wieder zu beobachtenden Suizidhäufungen in Familien und anderen Konfliktgemeinschaften. »Die Geste, das Leben hinzuwerfen, ist ein eindringliches Symbol, das noch in Bereichen seine Wirkung hat, wohin die Sprache nicht mehr dringt und wo sie nicht mehr verstanden wird«. (Späte 1986)*

Auch Abschiedsbriefe hätten ihre Funktion, sprachliche Kommunikation durch andere Methoden zu ersetzen, als letzte Möglichkeit, mit einem anderen in Verbindung zu treten, ebenso Serien von Suizidversuchen in enger zeitlicher Folge, die Drohung, andere mit in den Tod zu nehmen als *erweiterter Suizid*, und schließlich »das drohende Verrücktwerden«, das ein noch ausdrucksvolleres Signal mit noch größeren Resonanzchancen sei als das drohende Sterben des Agierenden (Späte 1973).

»Der größte Teil aller in unserem Kulturkreis und in unserer Zeit ausgeführten suizidalen Handlungen wird nicht vorwiegend nur unternommen, um zu sterben, sondern überwiegend auch, um im Endpunkt eines fortgeschrittenen Kommunikationsschwundes die Kommunikation zu einem Partner oder zur Umwelt im Ganzen auf einer anderen Ebene mit anderen Signalen zu erzwingen und fortzusetzen« (Späte et al. 2015). Suizidhandlungen seien zu einem guten Teil Vorgänge, die auf das Leben gerichtet sind, nicht auf den Tod.

Suizidalität aus dieser Sicht nicht als Folge eines Lebensüberdrusses, sondern im Gegenteil als Lebenssehnsucht zu verstehen, deren Erfüllung durch eine gestörte zwischenmenschliche Kommunikation behindert wird, fordert eine ganz andere Art von Hilfeleistung für Suizidgefährdete als deren Verständnis als psychisch Erkrankte. Falls ein Scheitern im Leben überhaupt damit verbunden ist, geht ihm ein Scheitern in der sprachlichen Verständigung voraus, ein bedrohliches Unvermögen der Kommunikation mit anderen Menschen. Was aber ist ein Scheitern?

5.2 Was ist Scheitern?

Mit einer gewissen Verbitterung schreibt Lukas Bärfuss (2016) über den Suizid seines Halbbruders: »Über meinen Bruder würde man von nun an nur jene Geschichten erzählen, die seine eigene Verantwortung belegten, dass sein Tod die Folge eines falschen Denkens, einer falschen Einstellung zum Leben gewesen war. Aber war das nicht die Umkehrung der Beweisführung? Sein Leben würde als gescheitert bezeichnet, weil er sich umgebracht hatte, und man würde in seiner Biografie nichts mehr finden, das für das Gegenteil, für den Erfolg sprach.«

Der nach Versen des romantischen Dichters Wilhelm Müller von Franz Schubert geschaffene Liederzyklus *Die schöne Müllerin* verdankt seine Beliebtheit der in unvergleichlicher Weise lebensnahen und zeitlosen Nachzeichnung eines Scheiterns. Es ist die Geschichte eines jungen Mannes, eines Müllergesellen, der sich haltlos, unglücklich in die Tochter seines Meisters verliebt. Nachdem entgegen anfänglichen, hoffnungsvollen Illusionen die Liebe dauerhaft keine Erwiderung findet, endet die Geschichte im Suizid.

Als die Einsicht in die Vergeblichkeit seiner Liebessehnsucht ihm dämmert, als er begreift, dass offenbar ein Konkurrent, der Jäger, das Herz des Mädchens erobert hat, resigniert der Protagonist in Verblendung und Sarkasmus

»*Das Wild, das ich jage, ist der Tod*«

und sehnt sogleich das Ende herbei

»*Grabt mir ein Grab im Wasen, deckt mich mit grünem Rasen*«.

Und wenig später heißt es

»*Ihr Blümlein alle, die sie mir gab, euch soll man legen mit mir ins Grab*«.

Der Suizid scheint beschlossen infolge mangelnder Fähigkeit, sich aus einer emotionalen Umklammerung zu lösen, aus der *Neurose der Verliebtheit*. Jede Möglichkeit einer Kommunikation mit der Geliebten ist erloschen, der Jüngling richtet seine Worte allein an das »liebe Bächlein«. Am Ende schließt sich das Wasser des Mühlenbachs über dem tödlich Enttäuschten, der »müde Wanderer«, heißt es, sei hier »zu Haus«, »in dem blauen, kristallenen Kämmerlein«. Direkter, offener lassen sich Suizidalität und Todessehnsucht kaum beschreiben.

Dieselbe Todessehnsucht ist gleichfalls dem Komponisten häufig nachgesagt worden, durch dessen musikalische Umsetzung die Müllersche Dichtung erst ihre wahre Größe und ihre Berühmtheit gewann. Schubert starb mit einunddreißig Jahren am Typhus, ein Werk hinterlassend, dessen überragende Bedeutung erst ganz allmählich von der Nachwelt begriffen wurde, das ihn inzwischen als einen der absolut größten Komponisten ausweist, die je gelebt haben. War dieser Mann lebensmüde? Suizidal wie der Müllergeselle?

Schuberts Biografen legen das nahe. Das Thema *Vergänglichkeit und Tod* sei bis zu seinem Lebensende das zentrale seines Werkes geblieben (Fröhlich 1978). Auf dem Höhepunkt seiner syphilitischen Erkrankung schrieb Schubert selbst ein Gedicht *Das Gebet*, in dem es über das eigene Leben heißt

> *»Tödt'es und mich selber tödte, Stürz nun Alles in die Lethe«.*

Vor allem aber wird der zweite große Liederzyklus von Schubert, die *Winterreise*, als Beleg für seine Todessehnsucht genommen (▶ Kap. 3.3). So heißt es beim Biografen: »Das Bild vom Tod in der Natur (im Gegensatz zum sogenannten natürlichen Sterben im Zimmer) hat seine Entsprechung in der *Winterreise*: das Todesverlangen des Wanderers (damit auch Schuberts) ist letzten Endes der Wunsch nach einem den natürlichen Lebensprozess abkürzenden Tod, der – da ohne biologische Notwendigkeit – dem Selbstmord gleichkommt« (Fröhlich 1978). Schuberts Dilemma sei das »eines potenziellen Selbstmörders: er kann nicht leben, aber er will auch nicht sterben«.

Zweifellos litt Schubert wiederholt an depressiven Verstimmungen. Im Brief an einen Freund, geschrieben viereinhalb Jahre vor seinem Tod, heißt es:

> *»Wenn ich schlafen geh, hoff ich nicht mehr zu erwachen, u. jeder Morgen verkündet mir nur den gestrigen Gram. So Freude- u. Freundelos verbringe ich meine Tage ...«*

Dass der Komponist in seinem kurzen Leben zumindest vordergründig weitgehend erfolglos war, dass er in vieler Hinsicht auch gescheitert ist, lässt sich kaum leugnen. Er war nur in seinen letzten Jahren und auch da nur begrenzt in der Lage, mit Hilfe seiner Kunst, mit Tantiemen, sich selbst zu ernähren, war wiederholt mit Bewerbungen um eine Anstellung als ausübender Musiker erfolglos, er lebte zeitweise vor allem mit Unterstützung eines kleinen Kreises von Freunden und Bewunderern seiner Musik. Er blieb unverheiratet, allein, wohnte bei wechselnden Freunden, möglicherweise in nicht unkomplizierten homosexuellen Beziehungen (Felber 2015), blieb stets auf das Wohlwollen anderer angewiesen.

Jedoch: Kann man von einem Scheitern bei einem Menschen sprechen, der ein unschätzbares Werk an Schönheiten hinterlassen hat, das noch zweihundert

Jahre später hoch aktuell ist, unzählig viele Menschen beschäftigt und ihnen größte Bewunderung abringt? Wohl kaum.

Was ist Scheitern?
Schubert war fest davon überzeugt – das belegen viele Dokumente – seine einzig bedeutsame Lebensaufgabe sei das Erschaffen von Musik, etwas Neues und Vollkommenes in absoluter Perfektion. Alles andere war ihm demgegenüber zweitrangig. Er hatte eine Aufgabe.

Wer im Leben eine Aufgabe hat, kann nicht scheitern. Selbst wenn er deren Vollendung nach eigener Vorstellung nicht erreicht, wenn die Anerkennung durch andere ausbleibt. Wenn Schubert seit dem Kindesalter seine Lebensaufgabe aufgrund einer außergewöhnlichen musikalischen Begabung erkannte, mag man das als besonders günstigen Umstand werten. Jedoch kann sich eine Aufgabe im Leben aus vielen Quellen erschließen, nicht nur aus Talent.

Eine solche Aufgabe erschöpft sich nicht in purer Beschäftigung, auch nicht in Einbildungen der Phantasie. Als Aufgabe ist hier ein Auftrag zu verstehen, der Arbeit und Kreativität verlangt. Viele Menschen finden in ihrem erwählten Beruf eine solche Aufgabe. Sie finden darin Erfüllung, weit jenseits des auf diese Weise verdienten Lebensunterhalts. Sicherlich können sie in einzelnen Aspekten ihrer Arbeit scheitern. Ein solches Scheitern gehört zum Leben, stellt aber die durch die Aufgabe gefundene eigene innere Identität nicht in Frage; eben diese ist der wirksamste Schutz vor Suizidalität.

Labil und damit in latenter Suizidgefährdung bleiben hingegen Menschen, denen es nicht gelingt, eine zu ihren Interessen und Fähigkeiten passende Lebensaufgabe zu finden. Es sind solche, die zu sich selbst kein hinreichendes Vertrauen haben, Menschen mit narzisstischen Zügen, mit einem Defizit in ihrem Selbst, oder auch solche, die sich in eine Identifizierung mit Idolen, in geistige Verblendung oder Fanatismen flüchten, weil das Eigene ihnen unzureichend erscheint[36].

Für viele ältere Menschen entsteht ein Problem, wenn sie sich zum Zeitpunkt der Berentung aus ihren bisherigen, sie erfüllenden Aufgaben verabschieden müssen und nicht sogleich an eine neue Aufgabe anknüpfen können. Nicht umsonst steigen Suizidraten in dieser Altersgruppe rasant an. Ersatzbeschäftigung aber kann keine Lebensaufgabe sein. Diese sollte einen genuinen Inhalt haben, an dem sich die tägliche Lebensführung prinzipiell ausrichtet.

Um hier beispielhaft noch einmal die Aufgabe zu beschreiben, der Schubert sich gestellt hatte: Es ging ihm ja nicht darum, irgendeine Musik zu erfinden, die von der Masse gefällig aufgenommen wird. Er wollte an seinen Vorbildern,

---

36 Dass es Menschen mit solch einem labilen Selbst durchaus gelingen kann, eine für sie passende Lebensaufgabe zu finden und darin sogar großen Erfolg zu haben, zeigt das Beispiel des Pop-Musikers David Bowie. In einem Nachruf heißt es, sein Ehrgeiz sei – nach eigener Aussage – aus dem Gefühl entstanden, »unzureichend zu sein und von niemandem besonders geliebt zu werden«. Am Ende stehe »etwas Ureigenes: nämlich eine innere Leere, die immer nur vorübergehend und nur von anderen gefüllt werden kann«. (Der Theaterkritiker Peter Kümmel in DIE ZEIT Nr. 3/2016, S. 37)

Mozart und Beethoven, anknüpfen und über sie hinauswachsen. Aber auch daran – so sah er es wohl selbst – konnte er nur scheitern. Tatsächlich wurde es ihm zur Aufgabe, Emotionalität so unmittelbar und genau wie nur irgend möglich in Musik umzusetzen, die Vielfalt der Gefühle bis in deren tiefste Abgründe auszuloten und für sie eine neue, unverwechselbare Sprache zu finden. In seiner letzten Schaffensperiode ging Schubert darüber noch hinaus, indem er diese von Emotionen durchdrungene Welt musikalisch kommentierte – verständnisvoll, kritisch, bisweilen (wie im *Frühlingstraum* aus der *Winterreise*) sogar sarkastisch.

Neben zahllosen anderen wird die Realisierung dieser Aufgabe an drei Beispielen aus dem letzten Halbjahr von Schuberts kurzem Leben unmittelbar spürbar. Während das dritte der Klavierstücke D 946, ein Allegro in C-Dur, von überquellender Lebensfreude und Euphorie, in seinem ruhigeren Mittelteil von genussvollem inneren Erfülltsein kündet, weist der zweite Satz der A-Dur-Klaviersonate D 949, der vorletzten von ihm komponierten, in kristallklarer Form allen nur denkbaren Schmerz dieser Welt aus. Zugleich aber zeigt Schubert in diesem *Andantino* den Unterschied zwischen seelischem Schmerzerleben und Depressivität. Die Musik spricht vom Umgang mit schmerzhaftem Empfinden, vom Ertragen, Hinnehmen und Bewältigen. Die Komposition zeigt den Weg, bei allem erlittenen Schmerz sich aus dessen Umklammerung zu befreien und nicht zu scheitern. Und schließlich: In dem vermutlich allerletzten, kurz vor seiner tödlichen Erkrankung komponierten Lied »Die Taubenpost« ist die Mischung aus tänzerisch-rhythmischer Beschwingtheit und leiser Melancholie wohl kaum zu übertreffen. In dieser so vielfältigen und zugleich unverwechselbaren künstlerischen Manifestation scheint Schubert seine Aufgabe gefunden zu haben.

Wer eine Aufgabe für sich gefunden hat, die ihn erfüllt, wer dadurch das Gefühl einer Kohärenz mit sich selbst entwickeln konnte, muss um ein Scheitern nicht besorgt sein.

Ein Einwand ist naheliegend: Wie soll in dieser total absurden Welt des 21. Jahrhunderts einer der hier Hineingeborenen eine Lebensaufgabe finden, die ihn als Menschen konstituiert und seelisch so stabilisiert, dass nichts ihn umzuwerfen vermag? Ist das Dasein eines jeden nicht längst hoffnungslos dem Wohl und Wehe anonymer Mächte ausgeliefert, die ihn im günstigen Fall als Werkzeug, im weniger günstigen als Spielball benutzen? Versucht nicht jeder einzelne sich den Verhältnissen so anzupassen, dass er darin überleben kann, ohne die ständige Gefahr, hilflos zu ertrinken? Erlaubt die Macht des Kapitals und der diese Macht repräsentierenden Konzerne denn überhaupt noch die Illusion eines eigenen Wegs, einer selbst gefundenen Lebensaufgabe?

Gab es in früheren Zeiten so etwas wie eine den persönlichen Fähigkeiten und Interessen entsprechende Berufswahl, ist der Einstieg ins Berufsleben heute fast ausschließlich bestimmt von Angebot und Nachfrage. Immer mehr Menschen wechseln mehrfach im Leben ihren Arbeitsplatz, ihr Aufgabenfeld, selbst die Branche – aller gewonnenen Expertise zum Trotz. Anderswo gibt es vielleicht mehr Lohn, der lockt, bessere Arbeitsbedingungen, mehr Zeit für Sport und Familie, kürzere Arbeitswege. Für die Verfolgung einer Lebensaufgabe ist da kein Raum mehr vorhanden.

Sind die Menschen deshalb heute unglücklicher? Sie merken es jedenfalls zunächst einmal nicht. Solange es ihnen wirtschaftlich gut geht, solange die Beziehungen zur Familie und zu Freunden in Ordnung sind, besteht kein Grund zur Klage. Sie halten sich an Gewohnheiten, es *wie alle* zu machen, orientieren sich an Idolen, deren Vorlieben, Kleidung und Geschmack sie übernehmen und anschließend als etwas Persönliches ansehen. Wenn sich die Möglichkeit bietet, lassen sie keine Gelegenheit aus, in irgendeiner Weise zum *Super-Star* zu avancieren oder zumindest in ein ihnen vorgehaltenes Mikrophon zu sprechen, in einer Talkshow im Fernsehen aufzutreten, um jedenfalls einmal ein kleines bisschen, und wenn auch nur für kurze Zeit, aus der Masse herauszutreten. Sie haben sich längst der Werbung, allgegenwärtig wie sie ist, ergeben, die sie für ihre Zwecke nutzt, die Individualität vorspiegelt, wo es darauf schon lange nicht mehr ankommt. Ohne eine übergreifende ethische Orientierung, der sie anscheinend gar nicht mehr bedürfen, ist das Dasein vieler Menschen zu dem von Marionetten geworden, deren Bewegungen von unsichtbaren Kräften gesteuert werden.

Wenn dieser Mechanismus bis zum individuellen Ende gut funktioniert, wenn die Haltefäden nicht reißen, gibt es auch kein subjektiv empfundenes, spürbares Problem. Erst im anderen Fall, im unverschuldeten Absturz durch *kleine Betriebsunfälle* wie Pleiten, Wirtschaftskrisen, globale oder auch private Betrügereien mag das Bewusstsein dämmern, dass das Ich nicht das Eigene ist, sondern etwas Gemachtes, dass die Orientierung an einer Lebensaufgabe völlig aus dem Blick geraten ist.

Manche Menschen spüren das schon vorher und suchen nach einer Alternative. Erschöpft sich diese nicht in Protestrufen auf der Straße, die wenig bewirken, aber der Seele guttun, zerreißen sie manchmal enttäuscht das Band zu jenen anderen Menschen, die ihnen bislang nahestanden, wandern aus in entlegene Erdteile oder folgen – aktuell – den Verheißungen des Dschihad oder des sogenannten *Islamischen Staats*. In der Fremde begegnen sie dann neuen Zwängen, denen sie eigentlich doch hatten entkommen wollen, dem Diktat radikaler, staatlicher oder religiös drapierter Machtausübung, der Gleichgültigkeit derer, die ihrerseits an Marionettenfäden hängen.

Das solchen Abstürzen und Kompensationsversuchen folgende Scheitern im Leben führt bei denen, die für sich keine eigene Lebensaufgabe gefunden, die vielleicht niemals danach gefahndet haben, zumindest ihr nicht konsequent gefolgt sind, meist zur Resignation, zu einer fatalistischen Schicksalsergebenheit, oft von Psychiatern als Depression tituliert. Sie ist kein direkter Anlass zum Suizid. Erst wenn etwas Verstörendes noch hinzukommt, ein Verlust, eine schwere Kränkung oder auch nur irgendeine Lappalie, kann die Intention überhandnehmen, allem ein Ende zu setzen.

Diejenigen, die im Rahmen der sozialen Gemeinschaft ihren Platz gefunden haben, der sie erfüllt und den sie als ihre Aufgabe betrachten, sind vor derartigen Katastrophen besser gefeit.

Der Schriftsteller Wolfgang Herrndorf mag als ein überzeugendes Beispiel gelten. Mit einem im Kopf stetig wachsenden Hirntumor schreibt er bis zum letzten ihm gerade noch möglichen Moment an den Projekten, die ihm zum Lebensinhalt geworden sind. Auch dann noch, als er den bodenlosen Abgrund realisiert, über dem er längst schwebt (▶ Kap. 2.5).

5.3 Suizidprävention als gesellschaftlicher Auftrag

Der Suizid ist keine Privatangelegenheit. Die Möglichkeit, vorzeitig das eigene Leben zu beenden, steht zwar jedem Menschen jederzeit offen, ist eine generell verfügbare Option im menschlichen Leben. Anders als andere Lebensoptionen (Bildung, Arbeit, Beziehung, sportliche Betätigung) wird diese Möglichkeit allerdings sehr selten genutzt – aus einem sehr einfachen Grund: Die Wahrnehmung aller anderen Optionen wäre unwiderruflich für immer verhindert. Wenn eine derartige Selbstvernichtung jedoch erfolgt, betrifft sie niemals nur den Einzelnen, sondern zugleich viele andere: Menschen, die als Nahestehende, als Mitbürger sozial verbunden sind, die sich verantwortlich fühlen, deren Wohlergehen vom Wohlergehen des anderen nicht zu trennen ist. Ein vollzogener Suizid wird damit zum gesellschaftlichen Problem.

Daraus erwächst unmittelbar ein gesellschaftlicher Auftrag: Suizidintentionen nach Möglichkeit vorzubeugen, wo immer und in welcher Form sie auch auftreten mögen, und jenen Menschen hilfreich beizustehen, die in eine Lebenskrise zu geraten drohen oder bereits geraten sind. »Der Suizid ist eine Herausforderung des Einzelnen an die Gesellschaft. Es ist erforderlich, dem Gefährdeten zur Seite zu stehen und tragfähige Bindungen zu schaffen« (Späte und Otto 2015).

Ist Suizidprävention möglich?

Wut und Verzweiflung, die nahezu jede Suizidhandlung bei den Zurückbleibenden hinterlässt, spiegelt sich oft in einem geradezu aggressiven Bemühen wider, künftig absolut jeden Suizid, und sei es mit Gewalt, zu verhindern. Jeder erneute Suizid wird dann als Niederlage erlebt, die umso deutlicher die eigene Hilflosigkeit offenbart.

Jeder auch nur flüchtige Blick auf die Menschheitsgeschichte zeigt, dass es den Suizid zu allen Zeiten und in allen Regionen der Welt gegeben hat – und dass es ihn unzweifelhaft weiterhin geben wird. Andererseits zeigen Statistiken da, wo sie als einigermaßen verlässlich gelten, dass es durchaus Veränderungen in dem Ausmaß vollzogener Suizide geben kann. So ist die Suizidhäufigkeit in Deutschland wie auch in anderen Ländern der westlichen Welt im Verlauf der letzten vier Jahrzehnte um mehr als die Hälfte gesunken. Auch das Vorkommen nicht tödlicher Suizidhandlungen zeigte nach einem Boom in den 1970er Jahren einen dramatischen Rückgang.

Die Ursachen für die Änderung im suizidalen Verhalten der Bevölkerung sind nicht leicht zu ergründen. Bessere Lebensverhältnisse in wirtschaftlich prosperierenden Zeiten mögen eine Rolle spielen. In vielen internationalen Statistiken schwankt die Suizidhäufigkeit in direkter Relation zum Grad der Arbeitsbeschäftigung der Bevölkerung. Eine verbesserte medizinische, vor allem psychiatrische Versorgung bleibt nicht ohne Wirkung auf all jene Menschen, die Krankheit in Einsamkeit und Verzweiflung treibt. Der erschwerte Zugang zu *harten* Suizidmethoden, die mit einem sehr hohen Letalitätsrisiko verbunden sind, zeitigt Erfolge, wie beispielsweise die strenge Waffenrestriktion in Europa im Vergleich mit den USA. Auch in den USA sind die Suizidraten in jenen Teil-Staaten mit erschwertem Zugang zu Schusswaffen deutlich niedriger als in jenen mit großzügiger Regelung. Andererseits zeigt die trotz aller Zäune und sonstigen Baumaßnahmen nach wie vor hohe Zahl von Suizidtoten auf Eisenbahngleisen, dass in einem freien Staat mit freier Bewegungsmöglichkeit aller Bürger die Hinderungsmöglichkeiten begrenzt sind.

Vielleicht noch sehr viel wichtiger als konkrete Maßnahmen ist für eine erfolgreiche Suizidprävention die Einstellung der Bevölkerung zum Suizid. Wird er als ein realer Teil menschlicher Optionen begriffen, oder wird er verschwiegen und tabuisiert? Wird überhaupt der Tod als natürliches Ende menschlichen Lebens akzeptiert oder als vermeidbares Unglück, als Strafe für irgendeine Verfehlung, als jämmerliches Versagen der Medizin verstanden? Eine generell akzeptierende Einstellung zum Tod wirke sich suizidhemmend aus, da sie »magisches Denken« und »sentimentale Geisteshaltungen« unterbinde (Späte und Otto 2015). »Nicht Trost, nicht Mitleiden und Mitleid, nicht das Vorgeben von Lösungen, nicht das gemeinsame Hoffen auf bessere Zeiten, nicht die in die *Tiefe gehende* Analyse der Lebensgeschichte sind wirksame Interventionen; sondern das Einverstanden sein damit, dass auch der Tod gewählt werden kann, ermöglicht es dem Suizidalen, das Leben zu wählen.«

In vielen Ländern sind Einrichtungen zur Suizidprävention und zur Krisenhilfe für Suizidgefährdete entstanden, sogar Nationale Suizidpräventionsprogramme mit einer Vielzahl unterschiedlichster Aktivitäten. Sie alle folgen einem rational überzeugenden Ansatz, möglichst weite Kreise der Bevölkerung in die Aufgabe der Vermeidung sinnloser Selbsttötungen einzubeziehen. Die Nutzung der Medien für diese Aufgabe steht vielerorts allerdings noch in den Anfängen (▶ Kap. 3.4). In Politikerkreisen waltet in aller Regel eine Form diskreter Zurückhaltung, wie bei allen gesellschaftlich relevanten Fragen, auf die es keine eindeutigen Antworten gibt – schon gar nicht per gesetzlicher Verordnung.

Denn die Frage, ob und wie sich tödliche Suizidhandlungen generell vermeiden lassen, ist nach wie vor nicht eindeutig zu beantworten – trotz gegenteiliger Verlautbarungen von Experten unterschiedlichster Provenienz. Das Hauptproblem – und darin sind sich fast alle einig – liegt darin, dass sich der wirklich Gefährdete vorab nicht zuverlässig zu erkennen gibt. Die meisten diesbezüglichen Intentionen zielen, wie oben ausgeführt (▶ Kap. 5.1), nicht auf den Tod, sondern sie sind oft hilflos anmutende Kommunikationsversuche in verzweifelter Lage. Zwar kündigen mindestens vier von fünf Suizidtätern ihre Absichten zuvor an, regelhaft auch gegenüber einem Arzt. Doch sie verschlüsseln ihre Verlautbarungen so, dass die reale Gefährdung leicht verkannt wird (▶ Kap. 2.2).

Ein objektives Messinstrument, um das Ausmaß suizidaler Gefährdung verlässlich vorherzusagen, existiert bislang nicht. Der mit Suizidandeutungen Konfrontierte kann nur seiner Intuition, seinem Gefühl vertrauen, wobei auch eine lange Erfahrung nicht vor Irrtümern schützt. Menschliches Verhalten lässt sich nur begrenzt vorhersagen – das gilt uneingeschränkt auch für den Suizid.

So erscheint es nur logisch, zumindest Risikogruppen für suizidales Verhalten in Augenschein zu nehmen. Psychisch Kranke, vor allem an einer Depression oder einer biphasischen Störung Leidende, bilden solch eine Risikogruppe, deren Gefährdung mit medizinischer und psychotherapeutischer Hilfe gemindert werden kann. Andere Risikogruppen mit weniger oder ähnlich hohem Gefährdungspotential aber bleiben, da sehr viel schwerer erreichbar, nahezu unbeachtet.

Ein Beispiel sind politisch Verfolgte, aus ihrer Heimat Vertriebene, Flüchtlinge und Entwurzelte (▶ Kap. 1.4). In einer Zeit wie gerade jetzt, da Europa, vor allem Deutschland, von einer Flüchtlingswelle überschwemmt wird, könnte Suizidprävention für diese Risikogruppe ein wichtiges Anliegen sein – ein Anliegen, das nicht nur schon im Ansatz allein wegen sprachlicher Verständigungsprobleme und mangelnder Integration der Betroffenen scheitert, im politischen Disput über den Umgang mit diesen Menschenmassen auch noch nicht einmal wahrgenommen wird. Dass einzelne nicht als asylberechtigt bezeichnete Flüchtlinge vor ihrer zwangsweisen Rückführung in ihr Ursprungsland sich bereits selbst getötet haben, verdeutlicht die Hilflosigkeit aller Beteiligten in dieser Frage.

Dass auch andere Bevölkerungsgruppen mit erhöhter Suizidgefährdung keine oder nur eine sehr geringe Aufmerksamkeit erfahren, zeigt sich beispielsweise bei den alten Menschen, bei Menschen nach einem Autounfall – oder bei der Gruppe der Ärzte.

Hier wird ein weiteres Problem in der Vorbeugung von Suizidhandlungen deutlich: In einer freien Gesellschaft, in der jeder Mensch sein Leben nach eigenen Vorstellungen führen darf, ist es zwar eine soziale Pflicht, erbetene Hilfe zu gewähren, sie kann aber nicht einer Person aufgedrängt werden, die diese Hilfe nicht wünscht und sie zurückweist. Man müsste sie schon für geistig gestört, zu freiverantwortlichem Handeln unfähig erklären. Bei den zuletzt angesprochenen Risikogruppen widerspräche ein solches Vorgehen gewiss der grundgesetzlich garantierten Freiheit zur Selbstbestimmung; schon der Gedanke mutet paradox an. Suizidprävention ist somit prinzipiell immer eine Gratwanderung zwischen dem der Person entgegengebrachten Respekt und sozialer Fürsorge.

Auch wenn es gesellschaftlich erwünscht ist, suizidales Verhalten zu vermeiden und nach Möglichkeit zu verhindern, sind die dafür vorhandenen Optionen ganz offenbar begrenzt. Es bleibt allein die Chance, gefährdete Menschen zum Leben »zu verführen« (Späte und Otto 2015). Das aber geht nur unter Mithilfe aller. Auch dadurch wird die Suizidprävention zu einer gesellschaftlichen Aufgabe.

Haltungen

Wie der Einzelne einem in suizidaler Krise Befindlichen begegnet, hängt in hohem Maße von dessen Einstellung zum Suizidproblem ab, von der Sichtweise, in welchem Ausmaß er als Laie oder als Experte diese Verhaltensweise als verständlich oder unverständlich, als normal oder unnormal begreift, von den Empfindungen, die dieses Verhalten bei ihm auslöst. Die Einstellungen zum Suizid sind höchst divergent, wankelmütig, wie die Menschheitsgeschichte zeigt, durch vielfältige Vorurteile und Erfahrungen gleichermaßen verformbar. Sie haben letzthin einen entscheidenden Einfluss darauf, ob dem am Leben Verzweifelnden neuer Mut und eine innere Bereitschaft erwächst, sein Leben fortzusetzen.

Eines dieser Vorurteile behauptet »Wer davon spricht, bringt sich nicht um«. Die Wirklichkeit sieht anders aus: Wenigstens achtzig Prozent derer, die sich das Leben nehmen, hatten zuvor mit einem Arzt gesprochen, zumindest entsprechende Andeutungen gemacht. Oft heißt es auch, einem zum Suizid Entschlossenen sei ohnehin nicht zu helfen. Ein solches Vorurteil negiert die mit jedem Suizidgedanken verbundene Ambivalenz (▶ Kap. 2.1, ▶ Kap. 4.1), den wirksamsten Ansatzpunkt für jede Form individueller Suizidprävention.

Ist die *Unsicherheit der Helfer* (Späte und Otto 2015) das Hauptproblem in der Suizidprävention oder die mangelhafte Diagnostik psychiatrischer Störungen als Auslöser suizidaler Intentionen, wie nicht nur in Deutschland seit vielen Jahren von psychiatrischer Seite bemängelt wird?

Die Haltung von Erwin Ringel (1953) war eindeutig: Suizid sei der Abschluss einer krankhaften psychischen Entwicklung. Der enge Zusammenhang von Suizidalität und seelischer Erkrankung war schon seit Beginn der modernen, wissenschaftlich begründeten Psychiatrie eine wesentliche Erkenntnis. Nicht nur der dem Wahnkranken ergangene innere »*Befehl*«, sich augenblicklich umzubringen, sondern vor allem die in einem symptomarmen Intervall aufscheinende bittere Einsicht des an einer chronischen Psychose Leidenden, wie sehr die Krankheit seine gesamte Lebensplanung zerstört hat, mehr noch das abgrundtiefe Elend des in tiefer Depression Versunkenen – wie von David Foster Wallace so überaus authentisch geschildert (▶ Kap. 2.5) – sind Anlässe zum Suizid. Auch die Änderungen und Aufweichungen der diagnostischen Klassifikationen (▶ Kap. 1.2) schränken diesen in sehr vielen Fällen gegebenen Zusammenhang nicht ein.

Das Verständnis des Suizids als Folge psychiatrischer Krankheit begründet zwangsläufig die Haltung, ohne Verzug eine entsprechende Therapie mit Medikamenten, vielfach begleitet von einer angemessenen Psychotherapie, einzuleiten. Die fachärztliche Behandlung beinhaltet ein gewisses Maß an notwendiger Aufsicht und Einengung der Handlungsfreiheit des Patienten, der dadurch in eine Abhängigkeit von den Entscheidungen des Arztes gerät. Versucht der Patient, sich der Therapie zu entziehen, können gegebenenfalls Zwangsmaßnahmen zur Anwendung kommen.

Jeder unter diesen Bedingungen vollzogene Suizid wird zu einer Niederlage derer, die sich um dessen Verhinderung bemüht haben. Weil der Vollzug eines

Suizids gerade auch beim Vorliegen psychiatrischer Erkrankung nur äußerst schwer vorhersehbar ist, ist es mehr als naheliegend, dass die Selbsttötung als ständig lauernde Gefahr das psychiatrische Selbstverständnis in elementarer Weise tangiert.

Versteht man andererseits suizidales Verhalten in erster Linie als einen *cry for help* (Farberow und Shneidman 1961), folgt daraus eine Haltung, die auf eine Wiederherstellung gesunder Lebensmöglichkeiten des Betroffenen – der nicht automatisch zum Patienten wird – zielt. Vor allem richtet sich die gegebene Unterstützung auf die Schaffung sozialer Beziehungen, auf eine Reparatur der zuvor gestörten oder gescheiterten Kommunikation. Beides ist Inhalt einer professionellen Krisenintervention, kann aber auch Gegenstand einer freundschaftlich-nachbarschaftlichen Hilfe sein. Weil der Suizidgefährdete häufig *das schwächste Glied* in der Kette sozialer Beziehungen ist, sollte in vielen Fällen der Konfliktpartner, die Familie, die soziale Gemeinschaft mit einbezogen werden. Vor allem nach Suizidhandlungen Jugendlicher ist es ratsam, gleich die ganze Familie zur Teilnahme an den klärenden Gesprächen aufzufordern.

Der Suizidale behält in diesem Fall, soweit seine Selbstbestimmungsfähigkeit nicht zu sehr krankhaft eingeschränkt ist, die volle Verantwortlichkeit für sich selbst. Das ist nur möglich, wenn auch der Suizid als dem Menschen mögliche Option offen angesprochen wird, am besten gleich am Beginn einer Intervention: »Wenn Sie entschlossen sind, Ihr Leben zu beenden, werde ich Sie in letzter Konsequenz nicht daran hindern können. Zuvor aber sollten wir gemeinsam überlegen, ob es wirklich die einzige Möglichkeit ist, die Ihnen bleibt«.

Beide hier skizzierte Haltungen sind gut begründet. Sie schließen einander auch keineswegs aus. Wie bei jeder Maßnahme sind die möglichen unerwünschten *Nebenwirkungen* von vornherein zu beachten, um negativen Folgen, die den Betroffenen das Leben kosten können, vorzubeugen.

Vieles ist bereits mit einer Haltung gewonnen, das Leben des Gefährdeten nicht um jeden Preis *retten* zu wollen. Die letzte Entscheidung vor einem Suizid liegt immer bei dem Betroffenen selbst, so krank, so verwirrt, so verzweifelt er auch sein mag. Wichtiger, als ihn mit allen Mitteln vom Suizid abzuhalten, ist die Stärkung seiner eigenen Kräfte, seines Zutrauens zu sich selbst. Bei einer psychiatrischen Erkrankung kann der Einsatz von Medikamenten sehr hilfreich, sogar lebensrettend sein, aber eben auch die vertrauensvolle Beziehung zum Arzt, zu Pflegepersonen, zu anderen Betreuern, die alle deutlich machen, dass sie den Betroffenen nicht zu bevormunden gedenken.

Eine Erfahrung aus den Anfangszeiten der Suizidprävention zu Beginn der 1970er Jahre mag dies unterstreichen: In der Medizinischen Abteilung unseres Krankenhauses wurde seinerzeit von Jahr zu Jahr eine wachsende Zahl Patienten mit suizidaler Vergiftung behandelt. Sie begegneten in der Klinik meist ausgesprochener Missbilligung und Ablehnung, bis hin zur direkten Aufforderung, es beim nächsten Mal doch bitte gleich »richtig« zu machen. Jedes Jahr gab es drei bis fünf Patienten, die dieser – explizit oder unterschwellig signalisierten – Aufforderung folgten und vom obersten Stockwerk in den Tod sprangen. Um dem zu begegnen, verfolgten wir, Oberarzt und einige psychotherapeutisch interessierte Assistenzärzte, eine Strategie, Suizidpatienten allen anderen Patienten absolut gleichzustellen, sie künftig in allen Aspekten genauso zu behandeln: sie nicht zu separieren, Ihnen wie allen anderen auch mit anteilnehmender Freundlichkeit zu begegnen, ihnen zuzuhören, wenn sie das Bedürfnis hatten, sich auszusprechen, keine klugen Ratschläge oder Lebensermahnungen zu geben. Alle auf den Stationen tätigen Mitarbeiter wurden in kurzen abendlichen Gruppensitzungen entsprechend geschult. Im Ergebnis gab es von diesem Zeitpunkt an keinen einzigen tödlichen Suizidfall mehr in der Klinik – über 13 Jahre!

Eine klare akzeptierende Haltung des Helfers wie auch des Therapeuten ist eine Grundvoraussetzung, um den am Leben Zweifelnden zu einer Rückkehr in die menschliche Gemeinschaft, die er hatte verlassen wollen, zu ermutigen.

Verführung zum Leben

Kann man einen verzweifelten Menschen wieder zum Leben verführen? Späte und Otto (2015) bezeichnen Suizidprävention als eine *hoffnungsvolle Aufgabe*. Von größter Bedeutung sei es, offen zu sein, ein Nichtwissen über die Hintergründe und Zusammenhänge von Suizidalität nicht zu bemänteln, auch bei allen verwirrenden Turbulenzen sich ein *Staunen* zu bewahren – ein Merkmal einer bei aller gezeigten Empathie einzuhaltenden inneren Distanz. Allein schon das *Dasein* eines anderen könne das Gegenüber, den Gefährdeten, berühren.

Unabhängig davon, ob man Suizidalität in erster Linie als Ausdruck psychopathologischer Störung oder als Kommunikationsversuch begreift, kann allein die persönliche Zuwendung den Gefährdeten aus der Sackgasse, in die er geraten ist, aus der *Trance* des präsuizidalen Syndroms, wieder befreien. Die beim psychisch Kranken notwendige Medikation, die beim emotional Aufgebrachten bisweilen erforderliche Sedierung sind als ein hilfreiches Beiwerk zu betrachten. Entscheidend ist die frei von jeglicher Diffamierung gezeigte Zuwendung in der Krisenintervention.

Am Anfang jedes Versuchs, den suizidalen Menschen wieder zum Leben zu ermutigen, könnte somit ein Signal stehen: »Ich bin jetzt für dich da. – Ich bin bereit, dich zu akzeptieren. – Ich bin bereit, dir zuzuhören.« Es enthält die Botschaft, sich mit aller Empathie auf das Gegenüber einzulassen, offen zu sein auch für die verdeckten und verdrängten Emotionen, möglicherweise bis hin zu einer in vielen schweren Krisen spürbaren Todestrauer – eine Art Vorwegnahme des antizipierten Abschieds vom Leben.

Es ist ein Kommunikationsangebot, das unweigerlich eine kommunikative Antwort zur Folge hat, denn auch für den in einer Lebenskrise Befindlichen ist es nicht möglich, nicht zu kommunizieren. Auch sein Rückzug, seine Weigerung sind eine Antwort. Man muss sie nicht als Ablehnung verstehen, sondern als Wunsch nach ausreichend Distanz, Raum und Zeit, bis seitens des Helfers der nächste Schritt getan werden kann: »Ich bin bereit, dich zu begleiten«.

Um nicht unerfüllbare Erwartungen zu wecken und auf realistischem Boden zu bleiben, ist es erforderlich, von vornherein die Grenzen zu bezeichnen, in deren Rahmen sich das Angebot der Begleitung bewegt. Es ist nicht unbegrenzt, beschränkt sich auf einen gemeinsamen Weg in der akuten Krise, es ist eine *Be-*

ziehung auf Zeit. Die Einschränkung, die von Beginn an vermittelt werden muss, lautet: »Ich bin nur in einer bestimmten Weise, in einem begrenzten Umfang für dich da, nicht für immer und auch nicht ununterbrochen«. Damit kann der weiteren Kommunikation ein stabiler Rahmen gegeben werden, als Schutz für den Gefährdeten wie für den Helfer. Sie ist nur möglich in einer neutralen, ungestörten Atmosphäre.

Die Verführung zum Leben enthält dadurch auch das Element eines Rituals: bei aller bereitgehaltener Emotionalität jeglicher Verzicht auf ein Mitagieren, die Einhaltung strikter therapeutischer Abstinenz, eine ständige Balance zwischen gezeigter Nähe und eingehaltener Distanz.

Niemals ist es möglich, einen zum Abschied aus dem Leben Entschlossenen zu überlisten, ihn erfolgreich mit Halbwahrheiten zu täuschen, das Wiedererwachen seines Lebensmuts mit psychologischen Tricks hervor zu kitzeln. Soweit die Suizidalität nicht ohnehin ein aus Hilflosigkeit entstandener Versuch war, verloren gegangene Kommunikation wieder zu erreichen, bietet allein die stets vorhandene Ambivalenz die Chance, den des Lebens Müden für dessen Fortsetzung zu gewinnen. Für den professionellen Helfer ist es somit ein Gebot, in allen seinen Äußerungen und Handlungen unbedingt klar, ehrlich und verlässlich zu sein. Denken und handeln müssen erkennbar auf das gemeinsame Ziel gerichtet sein, die Wiederherstellung der Lebensbereitschaft des anderen. Der Respekt vor dessen Entscheidungen in jeglicher Form ist unabdingbar, ebenso die Angstfreiheit des Helfers vor einem trotz aller Bemühungen immer noch möglichen Vollzug des Suizids (▶ Kap. 2.4). Eine Hilfe für den Helfer, die Möglichkeit, sich mit Kollegen auszusprechen, eine Supervision, die Geborgenheit in einem Team sind gute Voraussetzungen und manchmal dringend erforderlich.

Die angebotene Beziehung in der Krisenintervention ist nicht eine ständige Verfügbarkeit des Helfers, nicht eine Verpflichtung, über konkrete Verabredungen hinaus eine Verantwortung zu tragen. Derartiges kann allenfalls für kurze Zeit notwendig sein. Es darf auch nicht die Aufgabe des Helfers sein, sein Gegenüber von Wegen zu entlasten, die dieser selbst gehen muss, von denen er letztlich auch gar nicht entlastet werden kann. »Im Umgang mit Suizidpatienten kommt es mehr auf die Haltung an als auf die Maßnahmen.« (Dörner und Plog 1980).

Weder mit guten Ratschlägen, mit Versprechungen noch mit Zwang kann man einen Menschen nachdrücklich und dauerhaft vom Wert seines Weiterlebens überzeugen. Das zeigt sich vor allem dann, wenn tödlich Erkrankte mit größter Dringlichkeit ein Ende ihrer Leiden herbeisehnen. Solche Grenzsituationen des Lebens markieren zugleich die Grenzen der Möglichkeiten, zum Leben verführen zu wollen. Suizidprävention ist kein *heiliger Auftrag*, jedoch eine stete Forderung an die Gesellschaft, allen Menschen das ihnen gemäße Leben zu ermöglichen und unter gegebenen schweren Umständen auch zu erleichtern.[37]

---

37 Näheres zum Umgang mit Suizidgefährdung insbesondere bei alten Menschen im Memorandum der Arbeitsgruppe Alte Menschen 2015

Voraussetzung für jede wirksame *Verführung zum Leben* ist es, den Suizid nicht als ein Ärgernis zu begreifen, sondern ihn als eine das Dasein immer aufs Neue in Frage stellende Option wahrzunehmen, als eine Herausforderung im Leben.

Oder anders ausgedrückt, mit einem berühmten Ausspruch des großen Philosophen David Hume (1984) aus dem 18. Jahrhundert: »... das Leben eines Menschen hat für das Universum keine größere Bedeutung als das einer Auster; und wäre es von noch so großer Bedeutung, so hat die Ordnung der Natur es tatsächlich doch der menschlichen Einsicht unterstellt und uns gezwungen, jeden Augenblick darüber Entscheidungen zu treffen.«

Dank

Mein erster und größter Dank gilt Matthias Bormuth, der mich als Herausgeber der Reihe zu diesem Beitrag eingeladen hat, sich in unseren Begegnungen seit vielen Jahren immer aufs Neue als Freund und ideenreicher Gesprächspartner erwies und als erster kritischer Leser des Manuskripts mir höchst wertvolle Anregungen gegeben hat.

Weiterhin danke ich dem Kohlhammer Verlag, vor allem Ruprecht Poensgen, Ulrike Döring, Annegret Boll und Daniela Bach für ihre stete Offenheit, Hilfe und Bereitschaft.

Zahlreiche Anregungen erhielt ich durch die Veranstaltungen unter der Leitung von Kurt Schmidt in Frankfurt und Arnoldshain sowie Stephan Probst in Bielefeld, ebenso durch viele intensive Gespräche mit – und zugleich eine sehr hilfreiche Unterstützung durch – Uwe Sperling, Rastatt, Norbert Erlemeier, Odenthal, Asmus Finzen, Berlin, und Kerstin Ohrnberger, Stuttgart.

Ich bedanke mich bei der Deutschen Gesellschaft für Suizidprävention und ihren Mitgliedern; – ohne die dort über mehr als vier Jahrzehnte geführten Debatten wäre das jetzt vorliegende Produkt überhaupt nicht denkbar. Gleichermaßen verdanke ich alle hier eingeflossene Erfahrung der Begegnung mit einer Unzahl von Suizidpatienten, die ich im Verlauf meiner klinischen und ambulanzärztlichen Tätigkeit jeweils für einige Zeit begleiten konnte.

Nicht zuletzt bedanke ich mich bei meiner Frau Marianne. Sie war und ist mir seit vielen Jahrzehnten eine unverzichtbare Hilfe im Alltag und kritische Begleiterin in den allfälligen Herausforderungen des Lebens – wie auch jetzt beim Schreiben dieses Buchs.

Literatur

Adams T (2011) Karen Green: 'David Foster Wallace's suicide turned him into a »celebrity writer dude«, which would have made him wince'. The Observer vom 10.04.2011
Al-Halabi MZS (2014) Sterbehilfe und Sterbebegleitung aus islamischer Sicht. Broschüre des Zentralrats der Muslime in Deutschland
Alt-Epping B, Nauck F, Jaspers B (2015) Was ist das Problem an der Palliativen Sedierung? – Eine Übersicht. Ethik Med 27:219-231
Alvarez A (1974) Der grausame Gott. Hamburg: Hoffmann und Campe
Améry J (1976) Hand an sich legen. Stuttgart: Klett, Edition Alpha
Arbeitsgruppe Alte Menschen im Nationalen Suizidpräventionsprogramm für Deutschland (NaSPro) (2015) Wenn alte Menschen nicht mehr leben wollen – Situation und Perspektiven der Suizidprävention im Alter. http://www.naspro.de/dl/memorandum-2015.pdf
Attaran A (2015) Unanimity on Death with Dignity – Legalizing Physician-Assisted Dying in Canada. New Engl J Med 372:22
Aurelius Augustinus (1979) Der Gottesstaat (in der Übersetzung von J.Y.Perl), Band 1-26, S. 59. Paderborn, München, Wien, Zürich: Verlag Ferdinand Schöningh
Baechler J (1981) Tod durch eigene Hand. Frankfurt, Berlin, Wien: Ullstein
Bärfuss L (2016) Koala. München: btb-Verlag
BAG (2016) Suizidprävention in der Schweiz. Ausgangslage, Handlungsbedarf und Aktionsplan. Bundesamt für Gesundheit. http://www.bag.admin.ch/themen/gesundheitspolitik/14149/14173/14972/index.html?lang=de
Barber M (2013) Oregon's 2012 Death with dignity report. www.deathwithdignity.org, 25.01.2013
Bardola N (2007) Der begleitete Freitod. Ein Plädoyer für die Selbstbestimmung über das eigene Leben. München: Südwest Verlag
Barry E, Choksi M (2015) Sect's death ritual clashes with Indian law. The New York Times 25.08.2015
Battin MP, van der Heide A, Ganzini L et al. (2007) Legal physician-assisted dying in Oregon and the Netherlands: evidence concerning the impact on patients in »vulnerable" groups. *J Med Ethics* 33:591-597
Battin MP (2015) »The Ethics of Suicide – Historical Sources«. Oxford University Press
Beckmann R (2015) Sterbehilfe oder Tötungshilfe? In: R. Beckmann et al.: Es gibt kein gutes Töten. Waltrop, Leipzig: Edition Sonderwege, Manuscriptum
Binebine M (2014) Die Engel von Sidi Moumen. Basel: Lenos
Blackburn S (2004) Gut sein – Eine kurze Einführung in die Ethik. Darmstadt: Wissenschaftliche Buchgesellschaft
Bognar P (2005) Ungarn: Hymne der Selbstmörder. In: *Die Presse* vom 25.04.2005
Bormuth M (2008) Ambivalenz der Freiheit. Göttingen: Wallstein
Bostridge I (2015) Schuberts Winterreise. Lieder von Liebe und Schmerz. München: Beck
Bozzaro C (2014) Das Leiden an der verrinnenden Zeit. Stuttgart-Bad Cannstatt: Frommann-Holzboog
Bozzaro C (2015) Der Leidensbegriff im medizinischen Kontext: Ein Problemaufriss am Beispiel der tiefen palliativen Sedierung am Lebensende. Ethik med 27:93-106

Brendel A (2015) Fremd bin ich eingezogen. Essay über Ian Bostridges Buch »Schuberts Winterreise«. ZEIT Nr. 48 Literatur-Beilage vom 26.11.2015

Brody H, Campbell ML, Faber-Langendoen K et al. (1997) Withdrawing Intensive Life-Sustaining Treatment – Recommendations for Compassionate Clinical Management. N Engl J Med 336:652-657

Bronisch T, Felber W (2014) Der Selbstmord in der Kunst. Regensburg: Roderer

Bruns F, Hohendorf G (2015) Contra organisierte Suizidhilfe. Ethik Med 27:167-170

Callahan D (2000) Death and the Research Imperative. N Engl J Med 342:654-656

Ceasar M (2008) Euthanasia in legal limbo in Colombia. Lancet 371:290-291

Camus A (2000) Eine absurde Betrachtung. In: A. Camus: Der Mythos des Sisyphos. Reinbek: Rowohlt

Chabot B, Walther C (2010) Ausweg am Lebensende – Selbstbestimmtes Sterben durch freiwilligen Verzicht auf Essen und Trinken. München, Basel: Ernst Reinhardt Verlag

Chambaere K, Bilsen J, Cohen J, Onwuteaka-Philipsen BD, Mortier F, Deliens L (2010) Physician-assisted deaths under the euthanasia law in Belgium: a population-based survey. Canadian Medical Association Journal DOI:10.1503/cmaj.091876

Dearcey D (2016) Boko Haram turns female captives into terrorists. New York Times vom 08.04.2016.

Diekstra RFW (1987) Die Bedeutung von Nico Spejers Suizid: Wie und wann sollte Suizid verhütet werden? Suizidprophylaxe (Heft 53) 14:255-259

Dörner K, Plog U (1980) Irren ist menschlich. 4. Aufl. Wunstorf: Psychiatrie-Verlag

Dorff EN (2005) End-of-life: Jewish perspectives. Lancet 366:862-865

Eichinger T (2015) Der Wunsch nach Unsterblichkeit. In: O. Müller, G. Maio (Hrsg.) Orientierung am Menschen. Göttingen: Wallstein

Engelhardt D v. (2005) Die Beurteilung des Suizids im Wandel der Geschichte. In: Wolfslast G, Schmidt KW: Suizid und Suizidversuch. Ethische und rechtliche Herausforderung im klinischen Alltag. München: Beck

Erdmann N (2000) Der Selbstmörder. Aus dem Russischen von Thomas Reschke. Manuskript. Henschel Schauspiel Theaterverlag Berlin

Erlemeier N (2006) Direkte und indirekte Suizidneigung bei Bewohnern stationärer Altenhilfeeinrichtungen. Suizidprophylaxe 33:79-83

Erlemeier N (2011) Suizidalität und Suizidprävention im höheren Lebensalter. Stuttgart: Kohlhammer

Etzersdorfer E, Sonneck G (1998) Preventing suicide by influencing mass-media reporting. The Viennese experience 1980–1996. Archives of Suicide Research 4(1):67-74

Farberow NL, Shneidman ES (1961) A cry for help. New York: McGraw Hill

Farberow N (1978) Research in indirect self-destructive behaviour. Proceedings 9. International Congress for Suicide Prevention, Helsinki, S. 355

Faure U (2006) Verpatzte Selbstmorde – Ein literarischer Streifzug. Frankfurt: Fischer

Felber W (2015) Franz (Peter) Schubert (1797-1828) – musikalische Genialität und gesundheitliche Misere. Unveröffentlichtes Manuskript

Finlay IG, George R (2011) Legal physician-assisted suicide in Oregon and The Netherlands: evidence concerning the impact on patients in vulnerable groups – another perspective on Oregon's data. J Med Ethics 37:171-174

Frewer A (2006) Der Tod als Medizin? Euthanasie und Sterbehilfe in der Geschichte. Vorgänge 45 (Heft 3):24-35

Fröhlich HJ (1978) Schubert. München, Wien: Hanser

Gerhardt V (2006) Selbstbestimmung in der Biopolitik. Vorgänge Heft 3:36-42

Goethe JW von (1961) Dichtung und Wahrheit. 3. Teil, 13. Buch. Hamburger Ausgabe »Goethes Werke« Band 9, 4. Auflage. Hamburg: Christian Wegner

Goosen S, Kunst AE, Stronks K, van Oostrum IEA, Uitenbroek DG, Kerkhof AJFM (2011) Suicide death and hospital-treated suicidal behaviour in asylum seekers in the Netherlands: a national registry-based study. BMC Public Health 11:484

Günther M (2016) Eine Waffe namens Ich. Frankfurter Allgemeine Sonntagszeitung vom 24.04.2016

Heinz A (2016) Psychische Gesundheit – Begriff und Konzepte. Stuttgart: Kohlhammer

Henig RM (2013) A life-or-death situation. New York Times Magazine. 21.07.2013
Henig RM (2015) The last day of her life. www.nytimes.com/2015/05/12/magazine
Henseler H (1974) Narzisstische Krisen/Zur Psychodynamik des Selbstmords. Reinbek: Rowohlt
Herrndorf W (2013) Arbeit und Struktur. Berlin: Rowohlt
Hornby N (2006) A long way down. (Übersetzt von Clara Drechsler und Harald Hellmann) München: Knaur Taschenbuch
Hume D (1984) Über Selbstmord. In: Die Naturgeschichte der Religion. Übersetzt und herausgegeben von Lothar Kreimendahl. Hamburg: Meiner
Iga M (1993) Japanese suicide. In: AA Leenaars (Hrsg.) Suicidology. Northvale, New Jersey, London: Jason Aronson Inc.
Jaspers K (1956) Philosophie, Band 2. Berlin, Göttingen, Heidelberg: Springer
Jaspers K (2003) Was ist der Mensch? München: Piper
Joiner TE, Hom MA, Hagan CR, Silva C (2015) Suicide as a derangement of the self-sacrificial aspect of eusociality. Psychological Review 123(3):235-254. Advance online publication. http://dx.doi.org/10.1037/rev0000020
Jungnikl S (2014) Papa hat sich erschossen. Frankfurt: Fischer
Kamlah W (1976) Meditatio mortis. Stuttgart: Ernst Klett
Kant I (1781) Grundlegung der Metaphysik der Sitten. Nachdruck in Universal-Bibliothek. Leipzig: Reclam jun. (1904)
Keawn D (2005) End of life: The Buddhist view. Lancet 366:952-955
Kleist H v (2001) Sämtliche Werke und Briefe. Hrsgg. vom Helmut Sembner. München: DTV
Kreß H (2012) Ärztlich assistierter Suizid – Das Grundrecht von Patienten auf Selbstbestimmung und die Sicht von Religionen und Kirchen – ein unaufhebbarer Gegensatz? Bochum: Zentrum für Medizinische Ethik
Kreß H (2015) Entscheidungen am Lebensende als Gewissensfrage. In: K. Hilpert, J. Sautermeister (Hrsg.) Selbstbestimmung auch im Sterben? Freiburg, Basel, Wien: Herder
Küchenhoff B (2007) Suizidalität und freier Wille. In: Schlimme JE (Hrsg.) Unentschiedenheit und Selbsttötung. Göttingen: Vandenhoeck & Ruprecht
Kusch R, Spittler JF (2012) Weißbuch 2012. Schriftenreihe SterbeHilfeDeutschland Band 4
Lemke-Matwey C (2015) An den Grenzen des Wahnsinns. DIE ZEIT Nr. 41 vom 15.10.2015
Lemke-Matwey C (2016) Häutungen eines Igels. DIE ZEIT Nr. 12 vom 10.03.2016
Lipsky D (2008) The lost years and last days of David Foster Wallace. Rolling Stone Edition1064, 30.10.2008
Lombard A (2015) Sich selbst zum Feind werden. In: R. Beckmann et al.: Es gibt kein gutes Töten. Waltrop, Leipzig: Edition Sonderwege, Manuscriptum
Macer DRJ (2003) Regional Perspectives in Bioethics: Japan. In Peppin J (ed): Annals of Bioethics: Foundational Volume on Regional Perspectives. Leiden: Swets & Zeitlinger
McCandless FO (1968) Suicide and the communication of rage: a crosscultural case study. Am J Psychiatry 125(2):197-215. http://dx.doi.org/10.1176/ajp.125.2.197
Menninger K (1978) Selbstzerstörung. Frankfurt: Suhrkamp (amerikanisches Original: Man against himself, 1938)
Merkel G, Häring D (2015) Pro organisierte Suizidhilfe. Ethik Med 27:163-166
Mezuk B, Rock A, Lohmann M.C., Choi M (2014) Suicide risk in long-term care facilities: a systematic Review. Int J Geristr Psychiatry 29:1198-1211
Minois G (1996) Geschichte des Selbstmords. Düsseldorf, Zürich: Artemis & Winkler
Mohaghegh Damad SM (2012) Suicide from the viewpoint of Practical Philosophy and Islam Jurisprudence. Iranian Journal of Medical Ethics 1(2):40-48
Monir M (2015) Half the states look at right-to-die legislation. www.usatoday.com/story¬/news/politics/2015/04/15/death-with-dignity-laws-25-states
Montaigne M de (1998) Ein Brauch auf der Insel Keos. Essais Buch 2/3. (Übersetzung von Hans Stilett) Frankfurt: Eichborn

Müller H (1977) Suizidalität und Suizidprophylaxe bei Kindern und Jugendlichen. Diagnostik 10:821
Müller-Busch C, Klaschik E, Woskanjan S (2004) Palliativmedizin: Eine Alternative zur aktiven Euthanasie. Deutsches Ärzteblatt 101: A1077-1078
Musharbabash Y (2016) »Islamischer Staat«: »Hast du Dschihad-Erfahrung?«. DIE ZEIT vom 07.04.2016
Niederkrotenthaler T, Voracek M, Herberth A, Till B, Strauss M, Etzersdorfer E, Eisenwort B, Sonneck G (2010) The role of media reports in completed and prevented suicide – Werther versus Papageno effects. British Journal of Psychiatry 197:234-243
Onwuteaka-Philipsen BD, Brinkman-Stoppelenburg A, Penning C et al. (2012) Trends in the end-of-life practices before and after the enactment of the euthanasia law in the Netherlands from 1990 to 2010: a repeated cross-sectional survey. Lancet (Issue 9845) 380:908-915
Osiander FB (1813) Über den Selbstmord, seine Ursachen, Arten, medicinisch-gerichtliche Untersuchung und die Mittel gegen denselben. https://books.google.de/books?id=¬Kr89AAAAcAAJ&pg=PR3&hl=de&source=gbs_selected_pages&cad
Pöhls W (1997) Suizid in der Popmusik. Suizidprophylaxe 24:79-93 (Heft 91)
Probst S (2016) Nicht alles ist machbar und nicht alles muss gemacht werden. In: E. Klapheck (Hrsg.) Jüdische Positionen zur Sterbehilfe. Berlin: Hentrich & Hentrich
Reiter-Theil S, Hiddemann W (1999) Ethik in der Medizin: Bedarf und Formen. Internist 40:247
Ringel E (1953) Der Selbstmord – Abschluss einer krankhaften Entwicklung. Wien: Maudrich
Ringel E (1969) Selbstmordverhütung. Bern, Stuttgart, Wien: Huber
Ringel E (1986): Lesebuch. Wien, München, Zürich: Europaverlag
Ringel E (1990) Unbewusst, höchste Lust. Oper als Spiegel des Lebens. Wien: Kremayr&-Scheriau
Rutz W, von Knorring L, Wolinder J (1992) Long term effects of an educational program for general practitioners given by the Swedish Committee for the prevention and treatment of depression. Acta psychiat Scand 85:83-88
Sahm S (2015) Beihilfe zum Suizid – ein unmoralisches Angebot. In: R. Beckmann et al.: Es gibt kein gutes Töten. Waltrop, Leipzig: Edition Sonderwege, Manuscriptum
SAMW (2012) Probleme bei der Durchführung von ärztlicher Suizidhilfe – Stellungnahme der Zentralen Ethikkommission (ZEK) der Schweizerischen Akademie der Medizinischen Wissenschaften vom 14.03.2012 http://www.samw.ch/de/Publikationen/Stellung¬nahmen/Aktuell.html
Schaber P (2012) Menschenwürde: ein für die Medizinethik irrelevanter Begriff? Ethik Med 24:297-306
Schildmann J, Hoetzel J, Baumann A et al. (2010) End-of-life practices in palliative care: a cross sectional survey of physician members of the German Society for Palliative Medicine. Palliat Med 24:820-827
Schmidtke A, Häfner H (1986) Die Vermittlung von Selbstmordmotivation und Selbstmordhandlung durch fiktive Modelle. Nervenarzt 57:502-510
Schramme T (2007) Rationaler Suizid. In: Schlimme JE (Hrsg.) Unentschiedenheit und Selbsttötung. Göttingen: Vandenhoeck & Ruprecht
Schulz G (2007) Kleist – Eine Biographie. München: Beck
Spaemann R, Fuchs T (1997) Töten oder sterben lassen? Freiburg: Herder
Späte HF (1968) Alternierendes suizidales Verhalten in Konfliktgemeinschaften. Wiss. Z. Univ. Halle 35:49-55
Späte HF (1973) Über kommunikative Elemente suizidaler Handlungen. Psychiat. Neurol. Med Psychol. 25:647-655
Späte HF, Otto KR (2015) »Leben nehmen« – Verführung zum Leben – Gedanken zur Suizidverhütung. Leipzig: Verlag Ille & Riemer
Spieker M (2015) Die Logik des assistierten Suizids. In: R. Beckmann et al.: Es gibt kein gutes Töten. Waltrop, Leipzig: Edition Sonderwege, Manuscriptum

Stack S, Bowman B (2011) Suicide Movies. Social patterns 1900-2009. Cambridge MA, Göttingen: Hogrefe Publishing
Staun H (2016) Stimmen im Kopf. FAS vom 24.07.2016, S. 41
Stengel E (1956) The social effects of attempted suicide. Canadian medical association journal 74:116-120
Stengel E (1963) Attempted suicide. Its management in the general hospital. Lancet 281 (Vol.7275):233-235
Stengel E (1971) Die Neu-Orientierung der Selbstmordforschung. Bull.Soc.Sci.Luxembg. 108:229-234
Stoecker R (2006) Ein wirklich ernstes philosophisches Problem – Philosophische Reflektionen über den Suizid. Vorgänge 45:4-23
Swarte NB, van der Lee ML, van der Bom JG et al. (2003) Effects of euthanasia on the bereaved family and friends: a cross sectional study. BMJ 327:189 doi:10.1136/bmj.327.7408.189
Tanida N (2011) Denial of death in contemporary Japanese. Journal of Philosophy and Ethics in Health. Care and Medicine, No.5, pp.55-75
Tidemalm D, Langstrom N, Lichtenstein P, Runeson B (2008): Risk of suicide after suicide attempt according to coexisting psychiatric disorder: Swedish cohort study with long term follow-up. BMJ 337: a2205
Van der Maas PJ, van der Wal G, Haverkate I (1996) Euthanasia, physician assisted suicide, and other medical practices involving the end of life in the Netherlands, 1990-1995. N Engl J Med 335: 1699-1705
Van Loenen G (2014) Das ist doch kein Leben! Frankfurt: Mabuse
Wallace DF (2006) Good old Neon. In: Wallace DF: Oblivion. New York: Little, Brown 2004. Deutsche Übersetzung von Ulrich Blumenbach. Köln: Kiepenheuer & Witsch
Wallace DF (2008) Octet. In Wallace DF: Brief Interviews with hideous men. London: Little, Brown (1999). Deutsche Übersetzung von Marcus Ingendaay. Reinbek: Rowohlt
Wallace DF (2015) Der Planet Trillaphon im Verhältnis zur Üblen Sache. Übersetzung von U. Blumenbach. Köln: Kiepenheuer & Witsch
Wedler H (1976) Selbstmord in Zeitz. Suizidprophylaxe 3:183 f. (Heft 8)
Wedler H (1979) Gerettet? Begegnungen mit Menschen nach Selbstmordversuchen. Darmstadt, Neuwied: Luchterhand
Wedler H (2002) Umgang mit Suizidalität und Sterbewünschen im Alter. In R.D. Hirsch et al. (Hrsg.): Suizidaliät im Alter. Schriftenreihe der Deutschen Gesellschaft für Gerontopsychiatrie und -psychotherapie Band 4
Wedler H (2009) Hier auf Erden kein Bleiben mehr? Der Suizid in den Erzählungen von Heinrich von Kleist und David Foster Wallace. Heilbronner Kleistblätter 21. Heilbronn: Kleist-Archiv Sembner
Wehkamp HK, Keitel H, Hildebrandt H (1997) Ärztliche Entscheidungen am Lebensende. Ethik Med 9:160-163
Wesiack W (2005) Nachruf auf Thure von Uexküll. Z Psychosom Med Psychother 51:1-3
WHO (2014) Preventing suicide: a global imperative. www.who.int/mediacentre/news/¬releases/2014/suicide-prevention
Wiesemann C (2012) Autonomie als Bezugspunkt einer universalen Medizinethik. Ethik Med 24:287-295
Willemsen R (1986) Der Selbstmord in Berichten, Briefen, Manifesten, Dokumenten und literarischen Texten. Köln: Kiepenheuer & Witsch
Zahedi F, Larijani B, Bazzas JT (2007) End of life ethical issues and Islamic views. Iranian Journal of Allergy, Asthma and Immunology 6 (Suppl.5):5-15
Zeitschrift für Evangelische Ethik (2015) 59(2)81-130

Sachregister

A

Abschiedsbrief 44, 69, 77, 116, 123
Aggression 28, 122 f.
Alter 20, 126
Ambivalenz 22, 30, 58, 65 f., 75, 86 f., 113, 122, 132
Angst 32, 41, 47, 50, 79, 87, 107, 114, 121, 135
– Todesangst 79 f., 121
Appell 28, 122
Autonomie 16, 28, 73, 78, 84, 87, 98, 109

B

Bilanzsuizid 73

D

Demenz 17, 69, 112
Depression 17, 19 f., 37, 43, 46, 59, 113, 128, 131
Depressivität 127
Die schöne Müllerin 124

E

Einengung 21, 27 f., 49
Enttabuisierung 19
Euthanasie 86, 92 f., 103, 110 f., 118

F

Film 63
Flüchtling 23 f., 131
freie Willensentscheidung 11
Freiverantwortlichkeit 73, 75

Freiwilliger Verzicht auf Nahrung und Flüssigkeit (FVNF) 75
Fürsorge 22, 84, 131

I

Idealisierung 16
Imitationseffekt 71
Imitationssuizid 96
International Association for Suicide Prevention 18, 96

K

Klassifikation 19
Kommunikation 33, 66, 88 f., 95, 122 f., 125, 130, 133–135
Krankheit 130
– körperliche 17, 50
– psychiatrische 113, 132 f.
– psychische 23, 111, 131
Krisenintervention 21, 133–135
Kunst 54, 64, 68

L

Lebensaufgabe 126 f.
Lebenslust 119, 121
Lebensmüdigkeit 22, 71, 80
Lebensmut 135
Lied 61
Literatur 54, 71

M

Märtyrer 12 f., 25
Medien 19, 69–71, 96, 130
Medizinethik 94

O

Oper 59

P

Palliativmedizin 67, 95, 117
Palliativversorgung 85, 114
Papageno-Effekt 72
Psychoanalyse 84, 108
Psychose 17, 28, 37, 132

R

Religion 12, 14
- Buddhismus 12, 92
- Christentum 13
- Hinduismus 12
- Islam 12, 15, 25
- Jainismus 13
- Judentum 12

S

Scham 34, 46, 82, 92
Scheitern 16, 34, 58, 69, 92, 124, 126
Schuld 19, 27, 32, 65, 105, 110
Schuldgefühl 61
Sedierung
- palliative 89, 106, 114
Selbstbestimmtheit 26, 28, 75, 77
Selbstbestimmung 16, 22, 74, 84, 93, 98, 108, 112
Selbstunsicherheit 34
Sinnlosigkeit 51, 114, 121
Statistik 15, 70, 129
Sterbebeschleunigung 88 f., 96–98, 101, 103 f., 107, 110–112, 114, 117
Sterbehilfe 67, 74, 83, 88 f., 92, 107, 118
Sterbehilfeorganisation 22, 67, 100, 115
Sterbehilfeverein 100, 116
Sterblichkeit 49, 80
Störung
- biphasische 113, 131
- bipolare 43, 69
- Essstörung 17, 39

- Persönlichkeitsstörung 21, 46, 63, 113
- psychiatrische 113, 132
- psychische 16–19, 43, 70, 73, 96
- psychopathologische 134
Strafrecht 14
Sucht 17, 21, 37, 59, 113
Suizid
- Tabuisierung 13
Suizidassistenz 66, 83, 86, 88, 95–101, 103, 105, 107, 110, 112, 114, 116
- ärztliche 106
Suizid-Attentat 12, 24–26
Suizidbeihilfe 93, 95, 102
Suizidgedanken 22, 43, 52, 61, 80, 132
Suizidhilfe 92
Suizidprävention 18, 33, 61, 96, 117 f., 130 f., 133
Suizidrate 19
Syndrom
- Präsuizidales 21, 27

T

Tabuisierung 53, 70, 72, 81
Thanatoethik 118
Therapieverzicht 74
Todessehnsucht 45, 62, 125
Tötung auf Verlangen 89, 92, 95 f., 102, 106 f., 112
Trauer 32, 35, 61, 110, 113, 115 f.
Trauma 32
Traumatisierung 24

U

unbewusst 51, 57, 60, 84, 108

V

Verantwortung
- freie 77
- gesellschaftliche 76
- soziale 51
Vergiftungen 15

Verzweiflung 12, 21, 23, 30, 34, 46, 48, 56, 72, 110, 129 f.

W

Werther-Effekt 70

WHO 14 f., 121
Wille
– freier 73
Winterreise 30, 61 f., 73, 125
Würde 70, 77, 100, 107, 120
Wut 27 f., 30 f., 46, 60 f., 87, 129

Namensregister

A

Alvarez   11, 14, 29, 92
Améry   16
Aristoteles   76
Attaran   102
Augustinus   13

B

Bacon   93
Baechler   13
Bardola   116
Bärfuss   32, 79 f., 119, 121, 124
Battin   12, 28, 77 f., 99
Beckmann   76, 115
Benn   17
Blackburn   83
Bormuth   59, 76
Bostridge   62, 73
Bowie   126
Bozzaro   80, 108, 114, 118
Brendel   62
Brieger   17
Brody   95
Bronisch   68
Brüsewitz   15

C

Callahan   52
Camus   12, 27, 53, 121
Cobain   61

D

Diekstra   97
Dörner   135

E

Eichinger   52
Enke   69
Erdman   55
Erlemeier   22
Etzersdorfer   70
Euripides   57, 59

F

Farberow   51, 133
Faure   54
Felber   68, 125
Freud   28
Fröhlich   125
Fuglsang   68

G

Gerhardt   115
Goethe   70 f.
Grosz   68

H

Haneke   66
Henseler   28
Herrndorf   47, 98, 112, 128
Hornby   33, 37, 66, 82
Horvath   57
Horváth   55
Hufeland   93
Hume   136

I

Ibsen   57

J

Janáček 60
Jaspers 17, 123
Jens 112
Joiner 49
Jungnikl 32

K

Kamlah 16, 76
Kane 57, 59
Kant 73
Kaurismäki 65
Kierkegaard 80
Kleist 45, 55, 58, 64, 81
Kreß 105, 110
Küchenhoff 73
Kuitert 96
Kusch 95

L

Lemke-Matwey 69, 72
Loenen 96, 111
Loher 55

M

Meinhof 15
Menninger 28
Merkel 100, 111, 115
Minois 20, 108, 118
Molnárs 55
Montaigne 79, 93
Morus 93
Moser 108
Müller 30, 62, 124
Müller-Busch 95

N

Niederkrotenthaler 72

O

Obama 81
Otto 18, 27, 80, 119, 134

P

Pfleiderer 81
Plath 29, 44
Platon 76
Pöhls 61
Probst 106
Puccini 60

R

Racine 57
Raddatz 116
Reiter-Theil 94
Ringel 18, 21, 23, 27 f., 39, 59, 132
Rommel 14
Rutz 19

S

Sachs 69, 116
Sahm 76, 115
Saumer 66
Schaber 107, 120
Scherfig 64
Schildmann 95
Schmidt 63, 114
Schmidtke 70
Schneider 105
Schramme 76
Schubert 30, 61, 73, 119, 124, 126 f.
Schulze 119
Seneca 14, 59
Seress 61
Shakespeare 56, 78
Sokrates 14
Spaemann 73, 107
Späte 18, 20, 27, 30, 80, 119, 123 f., 129–131, 134
Speijer 96–98
Spieker 112
Stack 63
Steiner 67
Stengel 122 f.
Stevenson 57

T

Trier 63
Tschechow 55

V

van Loenen 97
von Engelhardt 14, 18, 50
von Uexküll 84 f.

W

Wallace 43 f., 58, 75, 132
Wehkamp 95
Weigle 69
Wesiack 86
Willemsen 17

Z

Zweig 58
Zwetajewa 59